Hina Javed
Syed Nisar Hussain Shah

Diphenhydramine nasal nano-gel/emulgel

AF301996

Hina Javed
Syed Nisar Hussain Shah

Diphenhydramine nasal nano-gel/emulgel

ScienciaScripts

Imprint

Any brand names and product names mentioned in this book are subject to trademark, brand or patent protection and are trademarks or registered trademarks of their respective holders. The use of brand names, product names, common names, trade names, product descriptions etc. even without a particular marking in this work is in no way to be construed to mean that such names may be regarded as unrestricted in respect of trademark and brand protection legislation and could thus be used by anyone.

Cover image: www.ingimage.com

This book is a translation from the original published under ISBN 978-620-2-31824-2.

Publisher:
Sciencia Scripts
is a trademark of
Dodo Books Indian Ocean Ltd. and OmniScriptum S.R.L publishing group

120 High Road, East Finchley, London, N2 9ED, United Kingdom
Str. Armeneasca 28/1, office 1, Chisinau MD-2012, Republic of Moldova, Europe
Printed at: see last page
ISBN: 978-620-8-03220-3

Copyright © Hina Javed, Syed Nisar Hussain Shah
Copyright © 2024 Dodo Books Indian Ocean Ltd. and OmniScriptum S.R.L publishing group

DEDICAÇÃO

Quero dedicar este esforço ao Senhor do universo **'ALLAH ALMIGHTY'** (S.W.T). Também ao Melhor, Mais Nobre, Mais Amado da Humanidade, Último e Sempre Último Profeta **'Hazrat Muhammad'** (que a paz e as bênçãos de ALLAH estejam com ele, Ameen). Também aos meus amados e bondosos **pais "Mr. &Mrs. Javed",** ao meu nobre e solidário **professor "Syed Nisar Hussain Shah"**, à minha adorável e mais bonita **irmã "Nida Javed"**, aos meus capazes e amáveis **irmãos "Asim Javed & Tabish Javed"**, e ao meu amável e carinhoso **marido "Muhammad Bilal"**.

Peço a ALLAH que coroe sempre os seus esforços, que os abençoe em todos os empreendimentos da sua vida e que lhes responda sempre que o chamarem, Ameen.

RESUMO

Objetivo: O objetivo do presente estudo é formular nano-géis/emulgéis nasais de difenidramina, com gotículas interiores lipofílicas de dimensão nanométrica, com melhor penetração para uma administração controlada e orientada para a membrana mucosa.

Métodos: Foram desenvolvidos diferentes nano-géis/emulgéis nasais DPH com propilenoglicol, PEG-1000 e azeite de oliva (como intensificadores de permeação) usando RSM para otimização e depois avaliados quanto às caraterísticas físico-químicas e estabilidade térmica. Foi efectuada a libertação do fármaco *in vitro* através da membrana de celofane e os resultados foram analisados estatisticamente. Além disso, foram realizados estudos de gelificação, tensão mucoadesiva, *ex-vivo* e histopatológicos nas formulações optimizadas (G9 e E2) utilizando a membrana nasal de cabra em comparação com o spray nasal DPH convencional.

Resultados: Entre todas as formulações, G9 e E2 apresentaram uma libertação máxima de DPPH em 4 horas. Todas as formulações em gel seguiram o modelo de Korsmeyer-Peppas, enquanto todas as formulações emulgel seguiram a cinética de primeira ordem e o mecanismo de libertação do fármaco foi a difusão Fickian ($n < 0,45$). A análise de variância (ANOVA) e a análise de regressão linear múltipla (MLRA) foram usadas para comparar os resultados entre as formulações e também foram construídos gráficos de superfície 3D. As formulações optimizadas mostraram uma gelificação imediata e prolongada na mucosa nasal artificial e uma excelente propriedade mucoadesiva. Aproximadamente 94% das formulações otimizadas G9 e 97,1% E2 foram permeadas através da membrana nasal dentro de 4 horas, com uma alta taxa de fluxo ($44,833 \pm 0,66$ $\mu g/cm^2$/min e $33,19 \pm 0.897 \mu g/cm^2$/min, respetivamente) com coeficiente de difusão ($0,4 \pm 5,38 \times 10^{-2}$ cm2/min. e $0,000786 \pm 4,56 \times 10^{-5}$ cm2/min, respetivamente) enquanto o conteúdo do medicamento permaneceu na membrana mucosa por 24 horas. Histopatologicamente, foram observadas alterações na superfície intramucosa da membrana excisada devido à passagem do fármaco através dela.

Conclusão: Em suma, a combinação de PG, PEG-1000 e azeite de oliva em nano-gel/emulgel nasal de DPH pode ser utilizada com sucesso para a entrega controlada direcionada. As formulações optimizadas têm uma excelente permeabilidade e um tempo de permanência prolongado na superfície da mucosa, o que prova a sua boa atividade anti-histamínica no caso da rinite alérgica.

Palavras-chave: Nano-gel, Nano-emulgel, Metodologia de superfície de resposta (RSM), Gelificação, Tensão mucoadesiva, Permeação, Exame histopatológico

AGRADECIMENTOS

As palavras são limitadas e o conhecimento é limitado para louvar o Todo-Poderoso **ALLAH** (S.W.T), o Senhor das palavras, o gracioso, o mais benéfico, o compassivo, e o misericordioso e com as bênçãos de quem os pavimentos da minha vida se tornaram suaves. Inúmeras bênçãos para o Profeta **Hazrat MUHAMMAD** (que a paz e as bênçãos de ALLAH estejam com ele, Ameen) que mostrou a direção certa para a humanidade e assim iluminou os seus caminhos com fé através dos seus ensinamentos eternos.

Dr. Syed Nisar Hussain Shah, Presidente do Departamento de Farmácia, Faculdade de Farmácia, Universidade Bahauddin Zakariya, Multan, Paquistão, pela sua orientação profissional, atitude de apoio e aconselhamento científico durante todo o trabalho de investigação, apesar dos seus múltiplos compromissos. A sua ajuda inspiradora, o seu encorajamento consistente e o seu comportamento afetuoso durante toda a duração do estudo serão sempre recordados.

Dr. Mzhar Ayaz (professor assistente, Faculdade de Ciências Veterinárias, BZU Multan), que me deu a oportunidade de ouro de realizar este projeto maravilhoso e que também me ajudou a concluí-lo. Fiquei a saber tantas coisas novas. Estou-lhe muito grato.

Estou em dívida para com o meu colega **Dr. Amir Jalil** (bolseiro de doutoramento, Universidade de Innsbruck, Áustria) pelas suas valiosas sugestões e cooperação ao longo de todo o curso e trabalho de investigação. Obrigado pela amizade e pelas recordações.

DR. HINA JAVED

ÍNDICE

CAPÍTULO 1   6

CAPÍTULO 2   9

CAPÍTULO 3   23

CAPÍTULO 1

1. INTYRODUÇÃO

O ambiente anatómico e fisiológico da mucosa nasal tem um forte impacto na administração nasal de moléculas de fármacos descongestionantes [1, 2], transportadas por difusão passiva através das células epiteliais nasais, dependendo da massa molecular do fármaco, do tamanho das partículas, do polimorfismo, do coeficiente de partição através da barreira lipodial, da dissolução do fármaco e do pKa [3, 4]. Os tecidos epiteliais da cavidade nasal actuam como barreira de permeação para a absorção do fármaco [5], enquanto os cílios transportam o muco para a faringe e também as partículas do fármaco para os locais-alvo, de modo a produzir efeitos terapêuticos eficazes [6]. A região olfactiva constitui a maior área de absorção, onde estão presentes a lâmina própria, os vasos sanguíneos, as glândulas secretoras de muco, as microvilosidades e as células basais [6]. As preparações transdérmicas aplicadas diretamente na pele/membranas nasais para doenças proporcionam efeitos sistémicos/localizados [7-9] e menos riscos de efeitos secundários devido ao facto de contornarem o efeito de primeira passagem [10, 11].

Os géis são sistemas reticulados substancialmente diluídos, que não fluem no seu estado estacionário. Em peso, os géis são semi-sólidos e comportam-se como sólidos devido a uma rede reticulada tridimensional no interior do líquido [9].

Os emulgéis são formas de dosagem de baixa viscosidade em comparação com os géis, podem ser facilmente instilados na cavidade nasal e destinam-se a uma ação local/sistémica [12, 13]. No emulgel, o fármaco é mais solubilizado, uma vez que os glóbulos do fármaco penetram facilmente no subcutâneo devido à existência de uma grande área de superfície para a ação do fármaco. Assim, uma dose menor pode proporcionar mais acções farmacológicas em comparação com outras formas de dosagem [14-16]. Em termos dermatológicos, os emulgéis são considerados bons devido ao facto de não serem gordurosos, serem tixotrópicos, emolientes, facilmente espalháveis, não mancharem, serem facilmente removíveis, solúveis em água, biológicos, terem um prazo de validade mais longo, serem transparentes e terem um aspeto agradável [17]. Recentemente, desenvolveu-se um maior interesse na utilização de polímeros na formulação de emulgel, apresentando funções complexas como espessantes e emulsionantes, uma vez que a capacidade de gelificação destes polímeros permite a formulação de emulsões estáveis, diminuindo as tensões interfaciais e aumentando a viscosidade ao mesmo tempo da fase aquosa [18]. A eliminação ocorre no interior da cavidade nasal (preenchida com ~0,1 ml de muco) através da formação de complexos 3D com catiões e ligações de hidrogénio com moléculas de água [19, 20].

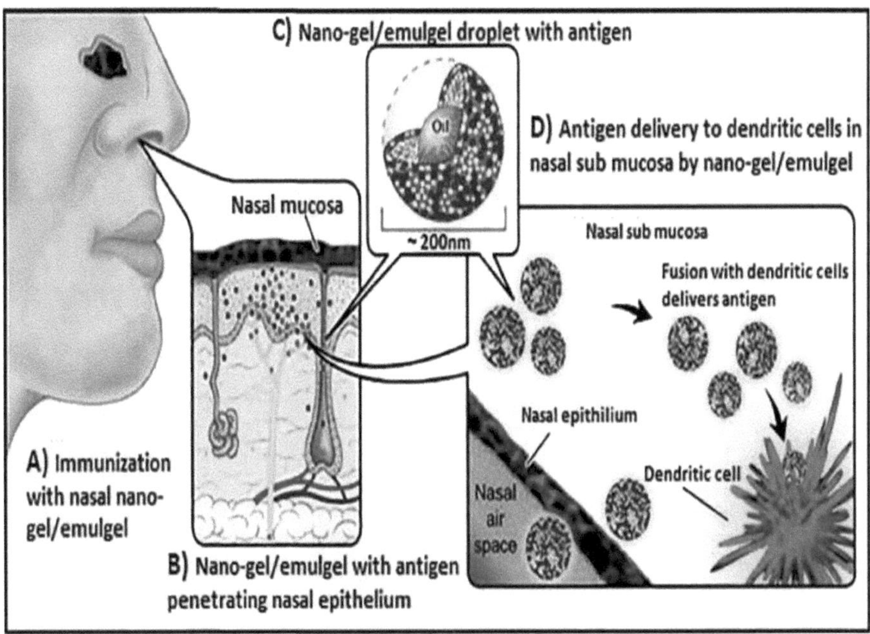

Figura 1: Mecanismo de ação do nano-gel/emulgel nasal

O cloridrato de difenidramina, como se mostra na figura 2, é um anti-histamínico de primeira geração e é considerado um candidato adequado para administração tópica [6]. É de natureza lipofílica, tem um peso molecular de 291,82 g/Mol (menos de 1KDa) e é metabolizado no fígado [1, 3, 21]. Pode atravessar facilmente a barreira hemato-encefálica [2], tendo uma biodisponibilidade de 40-60 % [1].

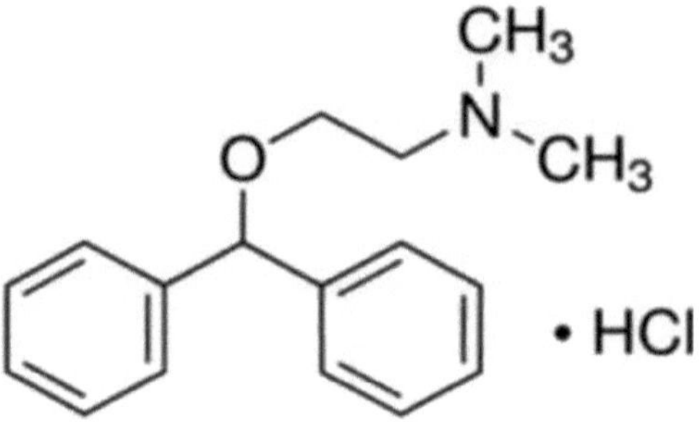

Figura 2: Estrutura química do cloridrato de difenidramina

O objetivo do presente trabalho é formular um nano-emulgel nasal de Cloridrato de Difenidramina, com baixa massa molecular (>1K DA), hidrofílico, partículas de tamanho mais pequeno, absorvido através de difusão passiva transcelular através do epitélio nasal[5]. Os nanoportadores foram concebidos para facilitar a encapsulação de várias classes de compostos bioactivos com um tamanho entre 10 e 1000 nm. Foram formulados treze nano-géis nasais de DPH (G1,G2,...G13) e nano-emulgéis (E1,E2,...E13) com várias quantidades de azeite, PG e PEG-1000 como potenciadores de permeação e uma quantidade fixa de polímero [22]. Para investigar a cinética de libertação do fármaco a partir da formulação de nano-imagens, a experiência de libertação do fármaco foi realizada utilizando a membrana de celofane no aparelho de dissolução a diferentes pH (7,4 e 6), durante 4 horas. Utilizando a técnica de otimização RSM, o G9 e o E2 foram considerados para a experiência de permeação *ex-vivo* através do muco nasal de cabra na célula de difusão de Franz. Os estudos histopatológicos foram efectuados em tecidos normais e excisados da membrana nasal para observar as alterações intra-mucosas e comparar os resultados com o spray nasal convencional.

CAPÍTULO 2

2. EXPERIMENTAL

2.1 Materiais

Cloridrato de difenidramina (DPH, 99,99% de pureza, Pfizer Pvt Ltd, Karachi), propilenoglicol (PG, Merck, Alemanha), polietilenoglicol (PEG-1000, Fluka, Alemanha), metanol (grau HPLC, Merck, Alemanha), Carbopol-940 (Merck, Alemanha), álcool benzílico (Merck, Alemanha), etilenoglicol (Merck, Alemanha) e cristais de mentol (Kihet Chemicals, China) foram adquiridos no mercado e utilizados tal como recebidos.

2.2 Preparação de nano-géis

Os nanogéis de DPH (cada um com 100 g) com diferentes concentrações de PG e PEG-1000 foram formulados de acordo com a metodologia de superfície de resposta (RSM) (Quadro 1).

No trabalho experimental, o carbopol-940 foi dissolvido na quantidade definida de PG, sob agitação contínua num erlenmeyer. Um grama de DPH foi dissolvido numa pequena quantidade de água destilada num frasco cónico separado. O PEG-1000 foi dissolvido em metanol. Esta solução foi então adicionada à solução de fármaco com agitação contínua num agitador magnético até estar completamente dissolvida. Esta mistura foi adicionada à solução de polímero com agitação contínua num agitador magnético até o carbopol-940 ficar sem grumos. Em seguida, o álcool benzílico, o etilenoglicol e os cristais de mentol foram adicionados em porções com agitação contínua. O pH do produto foi mantido a 5 - 6 através da adição de trietanolamina gota a gota. O peso necessário (100 g) foi ajustado pela adição de água destilada. O método de sonicação [15] foi utilizado para preparar nano-géis a 55°C durante 5 h, utilizando o sonicador (banho ultrassónico Clifton, Paquistão) para reduzir o tamanho das gotículas dos géis. Os nano-géis foram armazenados em tubos dobráveis para utilização posterior.

2.2.1 *Aplicação da metodologia de superfície de resposta (RSM)*

O Stat-Ease Design Expert® (versão 7.0.3) foi utilizado para desenvolver e avaliar o projeto experimental estatístico. Esta técnica de otimização por computador, como se mostra na Tabela 1, baseia-se na metodologia de superfície de resposta (RSM), utilizando as equações polinomiais para determinar a formulação optimizada de nanogel e também para quantificar a influência de concentrações variáveis de intensificadores de permeação em várias formulações de nanogel. As quantidades de PG e PEG-1000 foram escolhidas como factores e estudadas em cinco níveis ($\alpha = 2$), considerando o ponto central (0, 0) em quintuplicado, aplicando o design composto central (CCD), mantendo outras variáveis invariantes ao longo do estudo.

Quadro 1: Combinações de factores de acordo com (a) o desenho experimental escolhido e (b) a tradução dos níveis codificados em unidades reais

(a)

Trial No.	Coded Factor levels		PG (g)	PEG-1000 (g)
	X_1 (PG)	X_2 (PEG)		
G1	0	0	25.04	5.06
G2	-1	-1	18.00	3.00
G3	-2	0	15.09	5.06
G4	0	-2	25.04	2.15
G5	0	2	25.04	8.00
G6	-1	1	18.00	7.12
G7	1	1	32.07	7.12
G8	1	-1	32.07	3.00
G9	2	0	35.00	5.06
G10	0	0	25.04	5.06
G11	0	0	25.04	5.06
G12	0	0	25.04	5.06
G13	0	0	25.04	5.06

(b)

Code level	-2	-1	0	1	2
X_1 (PG) g	15.09	18	25.04	32.07	35
X_2 (PEG-1000) g	2.15	3	5.06	7.12	8

2.3 Formulação de nano-emulgéis de difenidramina

Foram formulados nano-emulgéis (cada um com 100 g) de Difenidramina, com diferentes concentrações de potenciadores de penetração (Propilenoglicol e Azeite), depois de pesadas cuidadosamente e medidas as quantidades variáveis de todos os ingredientes em relação ao seu HLB (rácio de equilíbrio hidrofílico-lipofílico), conforme mencionado no Quadro 2, de acordo com a RSM.

Para preparar o Emulgel, em primeiro lugar a fase de gel foi preparada dissolvendo o Carbopol 940 em água destilada com agitação constante num agitador magnético até ficar sem grumos. A fase oleosa da emulsão foi preparada dissolvendo a quantidade necessária de Span 20 (calculada a partir da equação HLB) [23-25] em parafina líquida. O azeite foi adicionado à fase oleosa com agitação contínua. A fase aquosa foi preparada dissolvendo o Tween 20 (calculado a partir da equação HLB) [23-25] em água destilada. O clorofórmio em água (0,05%W/W) foi adicionado ao propilenoglicol, enquanto a difenidramina foi dissolvida em água destilada e ambas as soluções foram misturadas com a fase aquosa. Foram também adicionados alguns cristais de mentol à fase aquosa para uma sensação de arrefecimento. As fases oleosa e aquosa foram aquecidas a 70-80°C durante 10 minutos e, em seguida, a fase oleosa foi adicionada à fase aquosa com agitação contínua até arrefecer à temperatura ambiente. A emulsão O/W obtida (com valor HLB 8,95-9,17) foi misturada com a fase de gel com agitação ligeira para obter o emulgel desejado. A trietanolamina foi adicionada gota a gota para manter o pH a 5-6. Finalmente, o peso necessário foi obtido através da adição de água destilada, com agitação contínua, até atingir a consistência desejada. O método de sonicação foi utilizado pela primeira vez para preparar nanoemulgéis, reduzindo o tamanho das gotículas a 55°C durante 4 horas, utilizando um sonicador (banho de ultra-sons Clifton) [26]. Depois disso, as formulações de nano-emulgel foram armazenadas em tubos de alumínio dobráveis para utilização adicional.

2.3.1 Aplicação da metodologia de superfície de resposta (RSM)

O Stat-Ease Design Expert® (versão 7.0.3) foi utilizado para desenvolver e avaliar o projeto experimental estatístico. A metodologia de superfície de resposta (RSM) foi utilizada através de equações polinomiais para determinar a formulação optimizada de nano-emulgel e também para quantificar as influências de concentrações variáveis de potenciadores de penetração em várias formulações de nano-emulgel (Tabela 2). Foi utilizado o design composto central (CCD) de acordo com o protocolo padrão. As quantidades de PG e azeite de oliva foram factores selecionados estudados em três níveis cada. O ponto central (0, 0) foi estudado em quintuplicado [27-29]. Todas as outras variáveis da formulação foram mantidas invariantes ao longo do estudo.

Quadro 2: Combinações de factores de acordo com (a) o desenho experimental escolhido e (b) a tradução dos níveis codificados em unidades reais

(a)

Trial No.	Coded Factor levels		PG (g)	Olive oil (g)
	$X_{1\,(PG)}$	$X_{2\,(Olive\,Oil)}$		
E1	0	0	27.5	3.5
E2	-1	1	25	4
E3	0	1	27.5	4
E4	1	0	30	3.5
E5	1	1	30	4
E6	-1	-1	25	3
E7	1	-1	30	3
E8	0	-1	27.5	3
E9	-1	0	25	3.5
E10	0	0	27.5	3.5
E11	0	0	27.5	3.5
E12	0	0	27.5	3.5
E13	0	0	27.5	3.5

(b)

Code level	-1	0	1
$X_{1\,(PG)}$ (gm)	25.0	27.5	30.0
$X_{2\,(Olive\,Oil)}$ (gm)	3.0	3.5	4.0

2.4 Preparação e avaliação do DPPH em solução-tampão de fosfato a pH 6 27,20 g (0,2 M) de fosfato de potássio monobásico (KH2PO4) foram dissolvidos em 1000 ml de água destilada num erlenmeyer e 8 g de hidróxido de sódio (NaOH) foram dissolvidos em 1000 ml de água destilada noutro erlenmeyer. Em seguida, 70 ml da solução de KH2PO4 e 20 ml da solução de NaOH foram colocados num erlenmeyer de 200 ml, seguido de adição de água destilada para perfazer o volume final. Dissolveram-se 10 mg de difenidramina pura em 100 ml de PBS a pH 6 para obter uma solução-mãe e prepararam-se outras diluições com concentrações variáveis. Estas diluições foram analisadas quanto à absorvância a 258 nm para o cloridrato de difenidramina com um espetrofotómetro UV (Lambda 25, Perkin Elmer), tendo sido desenhada uma curva de calibração com a equação de regressão Y=0,0037X+0,1585, com um coeficiente de regressão (R^2) = 0,9947.

2.5 Estudos de solubilidade do HCl de difenidramina

Uma quantidade excessiva de HCl de difenidramina pura foi adicionada a três frascos cónicos contendo separadamente 5 ml de água destilada, metanol e PBS com pH 7,4 e 6 em cada um. Estas misturas foram agitadas em condições de controlo termostático (37°C ± 2) durante 3 dias (até se obter o equilíbrio termodinâmico). As amostras equilibradas foram retiradas e centrifugadas durante 10 minutos a 6000 rpm. O sobrenadante foi recolhido e filtrado através de um filtro de nylon de 0,2 µm (Fisher scientific, UK). As diluições foram feitas por solvente apropriado para determinar a concentração (µg/mL) de DPH em cada solvente respetivo e analisadas usando o espectrofotômetro UV a 258 nm.

2.6 Avaliação do coeficiente de partição (Ko/w) do HCl de difenidramina

Dissolveu-se a pequena quantidade de difenidramina HCl pura em 5 ml de água destilada numa ampola de decantação e agitou-se durante 15 minutos. Em seguida, na mesma ampola de decantação, adicionaram-se 5 ml de octanol e agitou-se vigorosamente durante mais 15 minutos. Depois disso, deixou-se repousar durante 24 horas. Formaram-se duas camadas (óleo e água), que foram recolhidas separadamente num tubo de ensaio. Foram feitas diluições de cada camada e, em seguida, analisadas por espetrofotómetro UV a 258 nm, a fim de calcular a razão entre o octanol e a água utilizando a respectiva equação de regressão para cada solvente em triplicado (n=3).

2.7 Avaliação das formulações de nano-gel e nano-emulgel de difenidramina

2.7.1 *Determinação da % de rendimento*

Todas as formulações de nano-gel e nano-emulgel foram pesadas com exatidão. A % de rendimento de todas as formulações foi determinada comparando o peso total de cada nano-gel e nano-emulgel formado com o peso combinado do fármaco, polímero e excipientes [30].

$$\% \text{ de rendimento} = \frac{\text{Massa prática}}{\text{Massa teórica}} \times 100 \qquad (1)$$

2.7.2 *Determinação da % de fármaco e da % de carga de fármaco*

Cada nano-gel e nano-emulgel formulado com 100 mg foi colocado numa membrana de celofane e embebido em 100 ml de água destilada durante 24 horas num frasco cónico, separadamente. Em seguida, foi retirado 1 ml de cada solução de fármaco e analisada a absorvância por espetrofotómetro UV a 258 nm. Foi obtida a concentração do fármaco em µg/ml, que foi então convertida em mg/100ml. O teor de droga e o teor de droga % foram determinados usando a seguinte fórmula:

Teor de fármaco = Concentração de fármaco / Peso de cada formulação tomada × Massa teórica de cada formulação (2)

$$\%\text{Teor de droga} = \frac{\text{Quantidade real do conteúdo do medicamento}}{\text{Quantidade teórica do teor de droga}} \times 100 \qquad (2)$$

A capacidade do gel/emulgel para carregar o fármaco foi também determinada utilizando a seguinte fórmula:[31]

Carga de fármaco = Quantidade de fármaco nas formulações/ Quantidade de formulação ×

100 (3)

2.7.3 *Análise do tamanho zeta e potencial zeta*

A fim de estudar a carga superficial e a distribuição do tamanho dos nanotransportadores carregados com fármacos, foi utilizada a análise do tamanho zeta e do potencial zeta, que serão úteis para determinar o destino *in vivo* dos nanotransportadores, bem como o efeito de vários parâmetros no tamanho dos nanotransportadores. Utilizou-se o Zetasizer Nano ZS, Malvern instruments (Green badge, Modelo n.º: ZEN3500), para medir o tamanho zeta e a mobilidade electroforética através da microelectroforese por laser Doppler. O tamanho zeta da medição foi definido de 0,1 a 10 000 nm, volume de amostra de 150 µL, temperatura de funcionamento de 10 °C a 35 °C, 35% a 80% de humidade sem condensação e a fonte de luz foi o laser He-Ne de 633 nm, com uma potência máxima de 4 MW e 100 VA.

2.7.4 *Espectroscopia de infravermelhos com transformada de Fourier*

Os espectros FT-IR do fármaco puro, dos polímeros puros e dos nano-gel e nano-emulgéis carregados com fármaco foram registados para confirmar os parâmetros estruturais das formulações preparadas, utilizando o espetrofotómetro FTIR (Perkin Elmer-spectrum RX-I, Lamba USA). Trata-se de uma ferramenta analítica utilizada para verificar a interação fármaco-polímero. Todas as amostras foram trituradas com KBr para fazer pellets (por prensa hidráulica, aplicando uma pressão de 600 kg/cm^2), que foram depois digitalizados na gama de números de onda 3500-1000 cm^{-1} .

2.7.5 *Análise térmica*

O nano-gel e o nano-emulgel de DPH optimizados foram apresentados para análise termogravimétrica (TGA), a fim de analisar o estado físico do DPH presente na formulação do emulgel. Cerca de 8,190 mg de amostra foram colocados em panelas de alumínio, comutando o gás nitrogénio a 20,0 ml/min. A ação ocorreu imediatamente. Manter a amostra durante 1 minuto a 40°C e depois aquecê-la de 40-400°C em atmosfera de gás nitrogénio a 10°C/min utilizando a análise térmica Perkin-Elmer. O pico do termograma foi registado [32].

2.8 Exame físico das formulações de nano-gel e nano-emulgel DPH

As formulações de nano-gel e nano-emulgel de DPH foram examinadas fisicamente quanto à sua homogeneidade, textura, suavidade e separação de fases através do aspeto visual. O pH foi determinado a 25±0,5°C utilizando um medidor de pH digital (WTW, pH 526 Germany) e os estudos reológicos foram efectuados utilizando um viscosímetro Brookfield (Modelo RVTDV II, Brookfield Engineering Laboratories, Inc. Stoughton, MA) com S63 a 25±0,5°C [33].

2.9 Ensaio de espalhamento

Cada nano-gel e nano-emulgel de DPH formulado com cerca de 0,1 g foi colocado no centro pré-marcado (1 cm) na parte da frente da lâmina de vidro e coberto por uma segunda lâmina de vidro. Foi aplicado um peso (1 kg) sobre a lâmina de vidro durante 5 minutos. O comprimento (em cm) de cada área do círculo espalhado do emulgel foi medido e repetido em triplicado (n=3) [34]. Os resultados foram calculados através de uma média e a capacidade de espalhamento foi calculada a partir da seguinte fórmula:

$$S = \frac{M \times L}{T} \tag{4}$$

Considerando que S é a capacidade de espalhamento (kg.cm/min), M é o peso (Kg) aplicado sobre a lâmina de vidro, L é o comprimento (cm) das lâminas de vidro e T é o tempo (min) necessário para espalhar o emulgel nas lâminas de vidro.

2.10 Extrudibilidade

Para medir a capacidade de fluxo de géis e emulgéis a partir de tubos colapsáveis, utiliza-se o fenómeno da extrudibilidade. Pode ser feita uma comparação entre várias formulações de emulgel, relativamente ao efeito do enchimento dos tubos sob várias condições de tensão [35]. Para determinar a extrudibilidade do nano-gel DPH e do nao-emulgel formulados, foi utilizado um aparelho de teste de dureza. Foram enchidos cerca de 5 gramas de nano-emulgel em tubos dobráveis e, em seguida, ajustou-se o êmbolo na posição correta para segurar o tubo. Foi aplicada uma pressão de cerca de 1 kg/cm^2 sobre cada tubo durante 30 segundos. A quantidade de nano-gel e nano-emulgel extrudido de cada tubo foi registada e, em seguida, os resultados de todas as formulações de nano-gel e nano-emulgel foram calculados como uma pressão de extrusão em gramas [34].

2.11 Ensaio de estabilidade acelerado

Todas as formulações de nano-gel e nano-emulgel de DPH foram submetidas ao estudo de estabilidade em câmara de estabilidade durante 6 meses, de acordo com as normas da ICH, à temperatura de 40±1°C e humidade relativa de 75±1%. Os parâmetros físicos, como o valor do pH, a homogeneidade, a viscosidade e o conteúdo do fármaco, foram analisados após 0, 1st , 3rd e 6th meses.

2.12 Teste de irritação cutânea de Draize

O teste de irritação cutânea de Draize foi efectuado em 9 voluntários humanos. Cerca de 1,0 g de cada nano-gel e nano-emulgel formulado pelo DPH foi aplicado no pulso e no antebraço a 3 polegadas^2 em cada voluntário durante 3 horas e verificado quanto a lesões, erupções cutâneas e irritação.

2.13 Estudo de libertação de fármacos *in vitro* de nano-gel e nano-emulgel de DPH

A libertação do nano-gel e do nano-emulgel formulados com difenidramina foi determinada em soluções-tampão de fosfato (PBS) a pH 7,4 e 6, tomadas como meio de libertação a 37±1°C, através da utilização do aparelho de dissolução da USP (teste de dissolução) [36, 37]. Cerca de 1 g de nano-gel e nano-emulgel formulados de cada formulação foram colocados em tubos de diálise com membrana de celulose e ligados à pá do aparelho de dissolução com a ajuda de um fio. A rotação da pá foi ajustada a 100 RPM em 250 ml de meio de libertação. Em períodos de tempo pré-determinados, foram retirados ~ 5 ml da alíquota do meio de libertação e substituídos por um volume equivalente de meio de libertação fresco pré-aquecido (37±1°C). A alíquota recolhida foi então analisada para determinar o teor de difenidramina diretamente a 258 nm através da utilização de um espetrofotómetro UV-vis (Lambda 25, PerkinElmer). A concentração de

A difenidramina em todas as formulações foi calculada através da utilização da respectiva curva de calibração de PBS (a pH 7,4 e 6). Estas experiências de libertação foram realizadas em triplicado de forma idêntica.

2.14 Cinética de libertação do fármaco

O mecanismo de libertação do fármaco a partir do sistema de libertação controlada do fármaco pode ser reproduzido através da aplicação de cinco modelos de dados de dissolução, ou seja, modelo cinético de ordem zero ($F=k_0 * t$), modelo cinético de primeira ordem ($F=100*[1-Exp(-k_1 * t)]$), modelo cinético de Higuchi ($F=k_h * t^{0.5}$), o modelo cinético de Korsmeyer-Peppas ($F=k_{kp} * t^n$) e o modelo cinético de Hixson-Crowell ($F=100*[1-(1-k_{hc} * t)^3]$) para conhecer o destino da libertação de difenidramina das formulações de nano-gel e nano-emulgel utilizando o DD Solver (versão 1.0) [38-40]. Os valores de melhor ajuste na modelação dos dados de dissolução foram selecionados com base na análise de regressão (valor R^2 próximo de 1).

A seleção do modelo mais adequado tem sido considerada essencial para a avaliação da libertação de fármacos a partir de novos polímeros através de muitas abordagens que dependem de modelos cinéticos. Entre as várias técnicas estatísticas profissionais para a seleção do modelo mais adequado, o Critério de Informação de Akaike (AIC) é utilizado através do DD Solver. O modelo cinético com o valor AIC mais baixo é selecionado como modelo de melhor ajuste em comparação com outros modelos. No presente estudo, a validação da adequação do melhor ajuste dos modelos de dados de dissolução acima mencionados foi efectuada pelos valores do Critério de Informação de Akaike (AIC)[41].

2.15 Análise estatística

O Microsoft Excel (versão 2013) foi utilizado para efetuar análises estatísticas, incluindo cálculos do valor médio e do desvio-padrão (DP). As diferenças estatísticas significativas entre numerosos parâmetros de treze formulações diferentes de nano-gel e nano-emulgel de DPH foram determinadas com o auxílio da utilização de Análise de Regressão e Análise de Variância (ANOVA) a $p < 0,05$

como nível mínimo de significância [42].

2.16 Análise de dados de otimização RSM

Para o trabalho de investigação das formulações de nano-gel e nano-emulgel de DPH, foi aplicada uma metodologia de otimização baseada em computador, a RSM, utilizando equações polinomiais e o Design Expert [Trial version 7, State-Ease Inc. Minneopolis, MN, EUA] [43]. As equações polinomiais, incluindo a interação e os termos quadráticos, foram geradas para as respostas **Y1** (% de libertação do fármaco em PBS a pH 7,4) e **Y2** (% de libertação do fármaco em BPS a pH 6) através da utilização da Análise de Regressão Múltipla (MLRA). Os gráficos de contorno e os gráficos de superfície 3D foram traçados para escolher as variáveis de formulação necessárias para gerar os valores desejados.

2.17 Estudos de gelificação para formulações optimizadas de nano-gel e nano-emulgel de DPH

Foram preparados artificialmente em laboratório 2 ml de secreção nasal (contendo 2,5% de mucina, 2% de NaCl, 1% de KCl e 95% de água destilada). Em seguida, adicionou-se 1 ml de solução optimizada de nano-gel e nano-emulgel, gota a gota, separadamente nesta secreção, para observar visualmente a ocorrência de gelificação [5].

2.18 Medição da tensão mucoadesiva para formulações optimizadas de nanogel e nanoemulgel de DPH

No laboratório, foi utilizado um aparelho modificado para medir a tensão mucoadesiva do nanogel e do nano-emulgel optimizados, utilizando a membrana mucosa de cabra (obtida no matadouro local), de acordo com os métodos descritos anteriormente [5, 44]. A superfície dorsal de duas membranas mucosas (3 cm de diâmetro) foi fixada separadamente à abertura de dois frascos, previamente mantidos a uma temperatura de 37±0,5°C durante 10 minutos, com a ajuda de material adesivo. Um dos frascos foi fixado com uma balança, enquanto o outro foi fixado a uma altura ajustável com a superfície dorsal exposta da membrana. Cerca de 250µL de solução-tampão (pH 6) foram espalhados igualmente nas superfícies dorsais de ambas as membranas mucosas. Foi aplicado cerca de 1g de nano-emulgel em ambas as superfícies dorsais e aplicada a força durante cerca de 5 minutos, para assegurar o contacto íntimo entre a membrana mucosa e a amostra (nano-emulgel optimizado). Foi aplicado constantemente 1 kg de peso na panela até separar os dois frascos. A mesma produção foi efectuada utilizando o nano-gel optimizado DPH. Este método foi repetido três vezes para garantir a exatidão e a tensão mucoadesiva (dynes/cm^2) foi calculada por;

$$\text{Tensão mucoadesiva} = \frac{\text{Peso(g)} \times \text{Aceleração gravitacional(g)}}{\text{Área (A)}} \qquad (5)$$

2.19 Estudos de permeação *ex-vivo* utilizando a célula de difusão de Franz

Para efetuar o estudo *ex-vivo* da permeação do nano-gel nasal optimizado de DPH (G9) e do nano-emulgel (E2) através da membrana nasal, foi utilizado o crânio de uma cabra (obtido num matadouro local) e a membrana foi separada no laboratório a partir do lado da mucosa da cavidade nasal, como se mostra na Figura 3. Foi montada uma membrana nasal com cerca de 0,0078±0,01cm^2 de espessura entre os compartimentos recetor e dador da célula de difusão de Franz, com uma área de permeação de 1,743±0,001cm^2 , ajustada na posição de contacto com o meio. Cerca de 1gm de nanoemulgel foi colocado no compartimento doador, encostando seus orifícios na membrana nasal. O compartimento recetor foi preenchido com cerca de 5mL de PBS (pH 6), previamente regulado a uma temperatura de 37±0,5°C e em agitação contínua (regulada a 80-100RPM), colocando a célula de difusão num agitador magnético. As aberturas do braço da célula de difusão do compartimento do recetor e o orifício do compartimento do dador foram firmemente cobertos por parafilme para evitar a evaporação [40, 45, 46]. Uma alíquota de cerca de 20µL foi retirada do compartimento recetor após um intervalo de tempo específico até 24 horas e substituída pela mesma quantidade de meio PBS fresco. Em seguida, foram preparadas diluições específicas destas amostras recolhidas e analisadas para verificar a sua absorvância através do espetrofotómetro UV a 258 nm. Repetiu-se o mesmo processo aplicando a formulação optimizada de nano-gel.

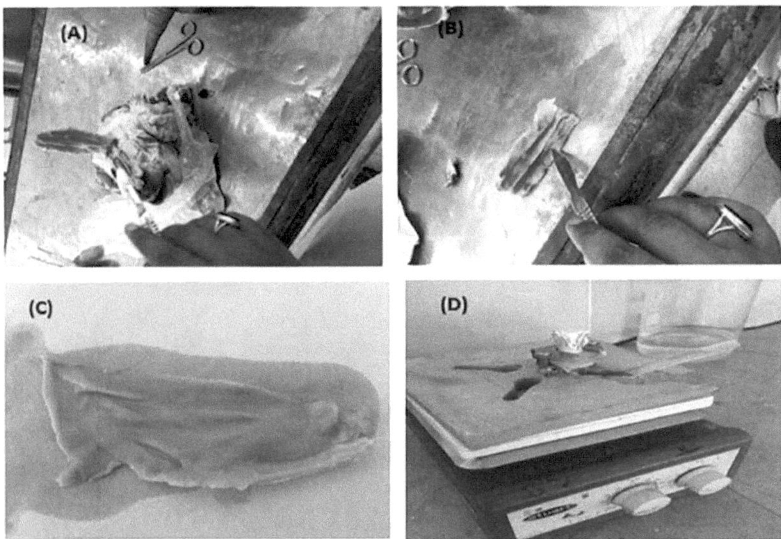

Figura 3: A) Corte do nariz do crânio de cabra, B) Separação da membrana nasal, C) Membrana nasal e D) Estudo de permeação *ex vivo* através da célula de difusão de Franz

Foram calculados diferentes parâmetros de permeação com base na lei de difusão de Fick 2nd . De acordo com a lei de difusão de Fick 2nd , a quantidade acumulada (Q_t) de fármaco no tempo 't' na solução recetora pode ser expressa na Equação 7 como

$$Q = AKLC_0\left[\left(\frac{D_t}{L^2}\right) - \left(\frac{1}{6}\right) - \left(\frac{2}{\pi^2}\right)\sum -1(n)\right] \times \left(\frac{D \times 2\pi^2 t}{L^2}\right)$$

$$(6)$$

Considerando que "A" é a área de difusão; "c_0" é a concentração do fármaco que permanece constante; "D" é o coeficiente de difusão; "L" é a espessura da membrana e "K" é o coeficiente de partição do fármaco entre o veículo e a membrana nasal.

O fluxo (J) foi determinado a partir do declive do gráfico linear da quantidade cumulativa de permeação do fármaco e pode ser expresso como na Equação 8;

$$J = C_0 \frac{KD}{L} = C_0 K_P$$

$$(7)$$

O tempo de atraso (tlag) foi calculado dividindo a interceção pela inclinação.

O coeficiente de permeação foi determinado utilizando a Equação 9;

$$K_P = \frac{J}{C_0}$$
(8)

O mesmo procedimento foi repetido utilizando o spray nasal de difenidramina de mercado (padrão) para o estudo comparativo.

2.20 Estudo histopatológico do nano-gel/emulgel nasal DPH em comparação com spray nasal DPH convencional

Foi efectuado um estudo histopatológico da membrana nasal antes e depois da administração do fármaco, a fim de observar as alterações na mucosa olfactiva com base no fármaco permeado através da mesma. Foram selecionadas diferentes porções de tecidos da membrana e preparadas lâminas, coradas com Eosina e Hematoxilina. Através de microscopia ótica, foi efectuado um estudo comparativo, observando as alterações visíveis na Lamina properia, nos canais das glândulas olfactivas, nas vesículas secretoras e nos tecidos conjuntivos frouxos [47]. A secção de transição da mucosa olfactiva é mostrada na Figura 4.

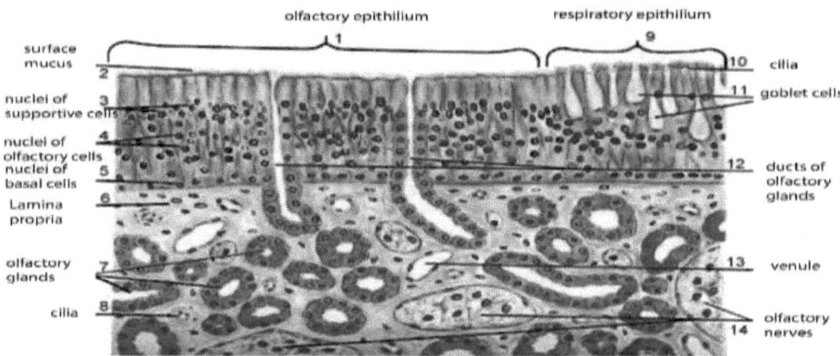

Figura 4: Secção transitória da mucosa olfactiva

CAPÍTULO 3

3. RESULTADOS E DISCUSSÃO

3.1 Estudos de solubilidade

A difenidramina demonstrou a sua solubilidade máxima em água, ou seja, $0,009\pm0,001$ mg/ml, enquanto em metanol foi de $0,014\pm0,001$ mg/ml. A solubilidade da DPPH também foi verificada em PBS a pH 7,4 e pH 6, sendo $0,0063\pm0,0002$ mg/ml e $0,0012\pm0,0002$ mg/ml, respetivamente. Estas consequências confirmaram que a DPH tem uma solubilidade precisa em água, em comparação com outros solventes, devido à sua maior polaridade em relação à água. O processo de solubilidade é efectuado termodinamicamente de acordo com a necessidade do tensioativo para a sua CMC em condições precisas de pH e temperatura. Neste estudo, foram utilizados os tensioactivos Tween 20 (valor HLB 16,7) e Span 20 (valor HLB 8,6) devido à sua boa solubilidade.

3.2 Avaliação do coeficiente de partição (Ko/w)

O valor do coeficiente de partição (Ko/w), $3,17 \pm 0,01$, foi expresso como log P para a difenidramina, em comparação com o valor anteriormente registado (log P = 3,27) [39].

3.3 Avaliação das formulações de nanogel

3.3.1 *Determinação do rendimento percentual*

A % de rendimento de DPH a partir do nano-gel aumentou com o aumento da quantidade de intensificadores de permeação (PG e PEG-1000) numa quantidade constante de polímero. Esta percentagem variou entre $98,91 \pm 0,03$ (para G3 a um nível de -2,0) e $99,94 \pm 0,02$ (para G9 a um nível de 2,0).

Enquanto a % de rendimento do fármaco nas formulações de nanoemulgel DPH aumentou com o aumento da concentração de azeite, fixando a concentração de carbopol 940. O intervalo calculado da % de rendimento do fármaco foi de $98,91\pm0,03$ (E6 no nível -1, -1) a $99,94\pm0,02$ (E2 no nível -1, 1).

3.3.2 *Determinação do teor percentual de fármaco e da carga percentual de fármaco*

O estudo foi efectuado durante um período de seis meses para determinar o teor percentual de fármaco e a carga percentual das formulações de nano-gel de DPH. Os resultados mostraram que os teores percentuais de fármaco de todos os nanogéis formulados se situavam entre $98,41 \pm 0,02$ e $99,67 \pm 0,02$ após 24 horas e entre $96,40 \pm 0,02$ e $97,40 \pm 0,02$ após 6 meses. Enquanto que a percentagem de carga do fármaco nos nanogéis formulados variou entre $0,967 \pm 0,01$ e $0,974 \pm 0,01$ após 24 horas e $0,984 \pm 0,01$ e $0,997 \pm 0,01$ após 6 meses. Os resultados mostraram que todos os nanogéis aumentaram com o aumento da concentração de PG com concentrações fixas de caropol-940 e permaneceram quase estáveis durante seis meses.

Enquanto os resultados das nanoemulgelas de difenidramina mostraram que a % de fármaco de todas as nanoemulgelas de DPH formuladas variava entre $99,76 \pm 0,1$ e $98,41 \pm 0,1$ após um dia e $96,40 \pm 0,1$ e $97,40 \pm 0,1$ após seis meses. Por outro lado, a % de carga de fármaco de todas as nanoemulgelas de DPH formuladas variou entre $0,984 \pm 0,01$ e $0,997 \pm 0,0$ após um dia e $0,964 \pm 0,01$ e $0,974 \pm 0,01$ após seis meses. Os resultados mostraram que o teor e a carga do fármaco aumentaram com o aumento da concentração de azeite, fixando a concentração de carpool 940, tal como referido em artigos anteriores [28, 29], e todas estas formulações permaneceram estáveis durante o estudo de seis meses.

3.3.3 *Análise do tamanho zeta e potencial zeta*

O tamanho zeta médio de todos os géis formulados é de 663nm a 25°C, sem índice de agregação e 0,77pdl, enquanto o potencial zeta médio de todos os géis formulados é de -2,75mv, com mobilidade de 0,216 µmcm/Vs e condutividade de 0,724 mS/cm, como mostrado na Figura 5.

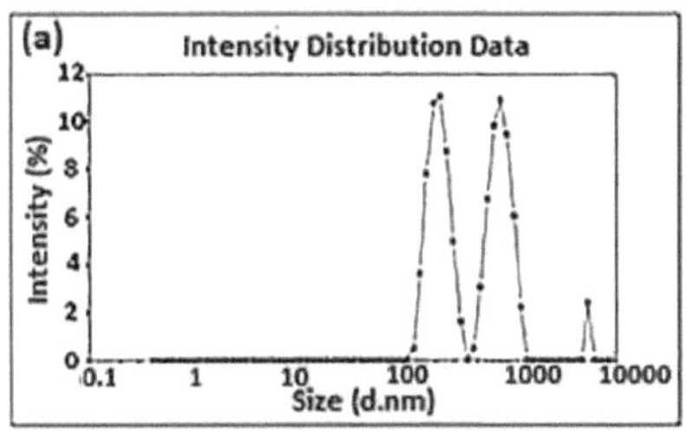

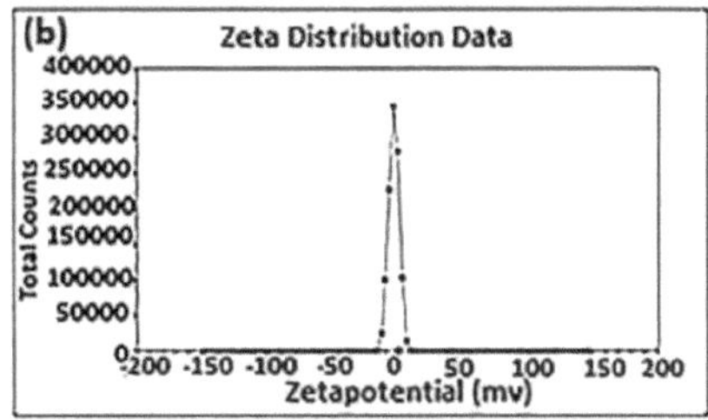

Figura 5: (a) Análise do tamanho zeta e (b) potencial zeta dos nano-géis

A análise do tamanho Zeta de todos os nano-emulgéis DPH formulados tem um tamanho médio de 563nm a 25 ° C, 0,77pdl e não tem índice de agregação. Considerando que, o potencial Zeta médio de todos os nano-emulgéis preparados foi -2.75mv tendo condutividade 0.724mS/cm e mobilidade 0.216µmcm/Vs como mostrado na Figura 4.

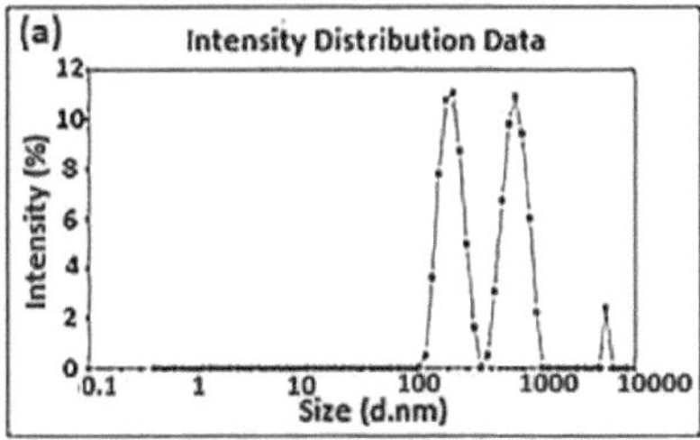

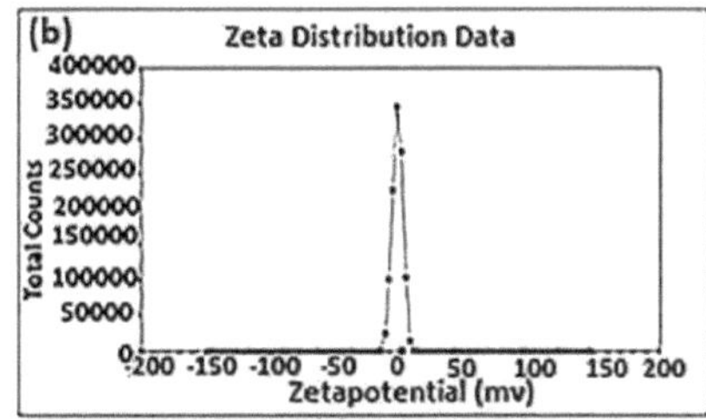

Figura 6: (a) Análise do tamanho zeta e (b) potencial zeta dos nano-emulgéis

3.3.4 *Espectroscopia de infravermelhos com transformada de Fourier (FT-IR)*

Os espectros FTIR na Figura 7 não mostraram diferenças significativas entre o carbopol-940, o DPH e todos os géis formulados de DPH. Os picos largos na gama de 3000-3800/cm devem-se ao grupo amida (-NH) e são mais largos nas formulações do que no polímero puro. Isto pode dever-se à coordenação das ligações. Os picos na gama de 1640 -1695/cm devem-se ao grupo alceno (C=C) e este pico foi mais proeminente nos espectros do polímero em comparação com o DPH e as formulações. Este pico era mais proeminente nos espectros do polímero em comparação com o DPH e as formulações, o que mostrava a existência de uma forte interação de ligação no grupo alceno do polímero. Enquanto que os picos na gama de 1020-1160/cm se devem ao fenilo. Enquanto os picos na gama de 640-698/cm e 921-933/cm se devem aos grupos cianeto (C-N) e hidroxilo (O-H), respetivamente. Todos os resultados de todos os espectros FTIR foram observados em boa concordância com os relatórios publicados [39,40], o que sugere uma boa estabilidade da DPH com o polímero e outros excipientes em todas as formulações de nanogel em relação ao carbopol-940.

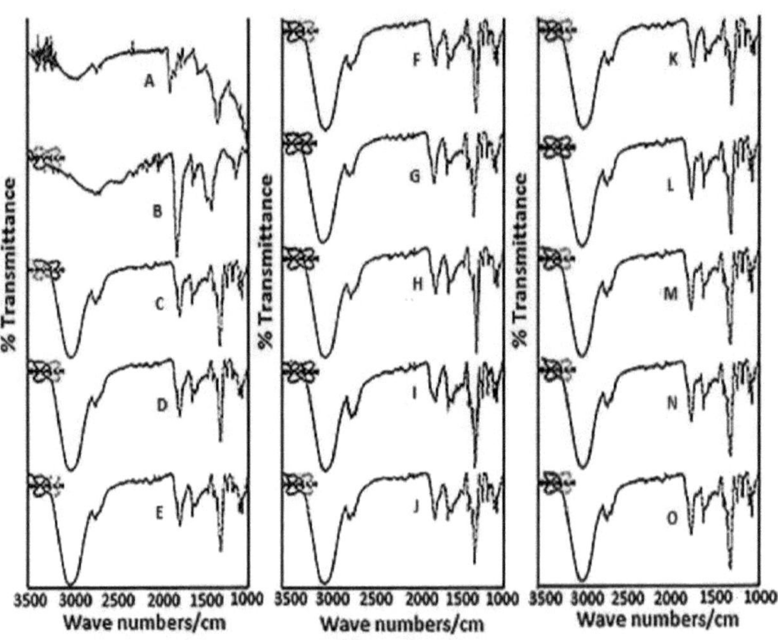

Figura 7: Picos FT-IR do fármaco (A), polímero (B), G1 (C), G2 (D), G3 (E), G4 (F), G5 (G), G6 (H), G7 (I), G8 (J), G9 (K), G10 (L), G11 (M), G12 (N) e G13

Os espectros de FT-IR do carbopol-940 (polímero), da difenidramina (fármaco puro) e de todas as nanoemulgelas de DPH formuladas não revelaram diferenças significativas entre si (Figura 8). Nos espectros FT-IR, os picos largos na gama de 3000-3800/cm devem-se à presença do grupo amina. Estes picos foram mais nítidos e largos nas formulações de emulgel do que no polímero e no medicamento puro devido à coordenação entre as ligações. O pico na gama de 1640 -1695/cm deveu-se ao grupo alceno (-C=C), que foi visto com maior nitidez nos espectros do polímero devido à forte

26

interação na ligação alceno do que nas formulações emulgel e no medicamento puro (DPH). O pico

na gama de 1020-1160/cm deveu-se ao grupo fenilo. Enquanto os picos na gama de 921-933/cm e

640-698/cm se devem aos grupos hidroxilo (-OH) e cianeto (-CN), respetivamente. Os resultados de

todos estes espectros FT-IR estavam em total concordância com os artigos já publicados [40] e

sugeriam a estabilidade da difenidramina em todos os nano-emulgéis formulados em relação ao Carbopol

940 como polímero.

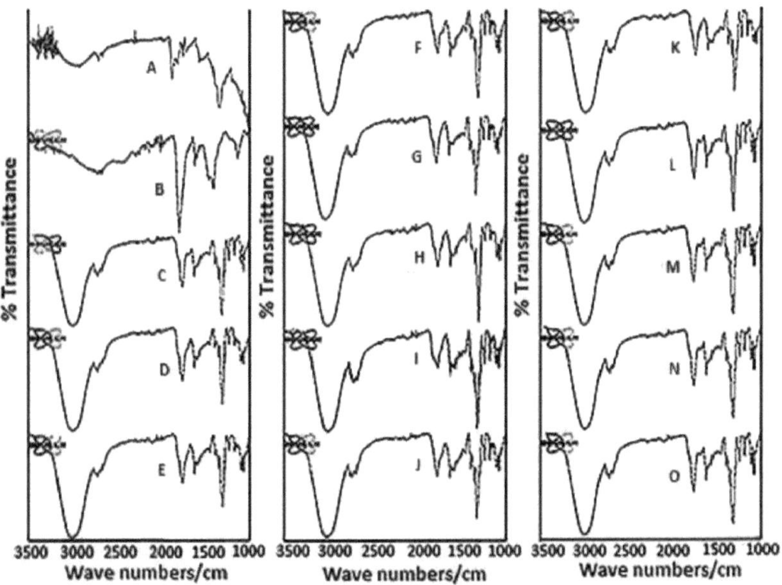

Figura 8: Picos FT-IR de A=fármaco,B=polímero,C= E1, D= E2,E=E3,F= E4, G=E5, H=E6, I= E7, J= E8,K=E9,L= E10, M= E11,N=E12,O= E13

3.3.5 *Análise térmica*

A estabilidade do nano-gel de DPH com o polímero Carbopol-940 foi observada através da análise

térmica utilizando termogramas de TGA. O ponto de fusão do nano-gel de DPH G9 optimizado foi

demonstrado por um único pico exotérmico acentuado a 156 ± 0,5°C, descrito na Figura 9. A

temperatura de carga foi de 30°C, aumentando a uma taxa de 50°C/minuto. Isto provou a estabilidade

térmica do nano-gel de DPH e também o ponto de fusão experimental foi consistente com os valores mencionados na literatura [41].

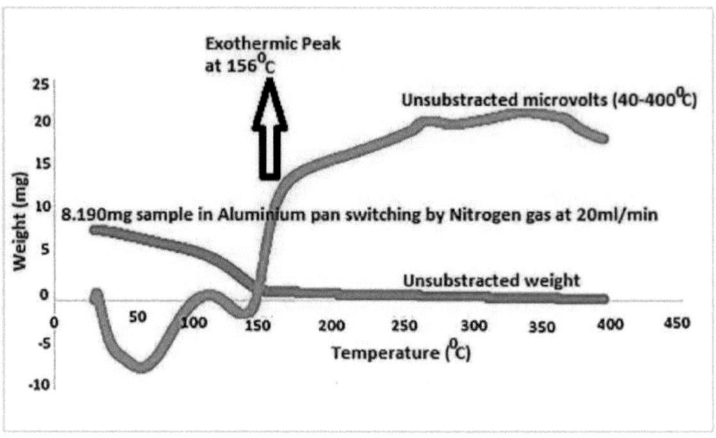

Figura 9: TG/DTA do nano-gel optimizado G9 Diphenhydramine HCl

A estabilidade da difenidramina com o polímero Carbopol 940 na formulação de emulgel foi investigada através de análise térmica utilizando termogramas. O ponto de fusão do nano-emulgel E2 optimizado para DPH foi revelado por um pico único exotérmico acentuado à temperatura de 156°C (Figura 8), de acordo com os valores da literatura [48]. A temperatura de carregamento inicial foi definida em 30 ° C e vai para 50 ° C/min taxa de temperatura. O resultado da TGA provou a estabilidade térmica do nano-emulgel E2 otimizado para difenidramina no nível molecular.

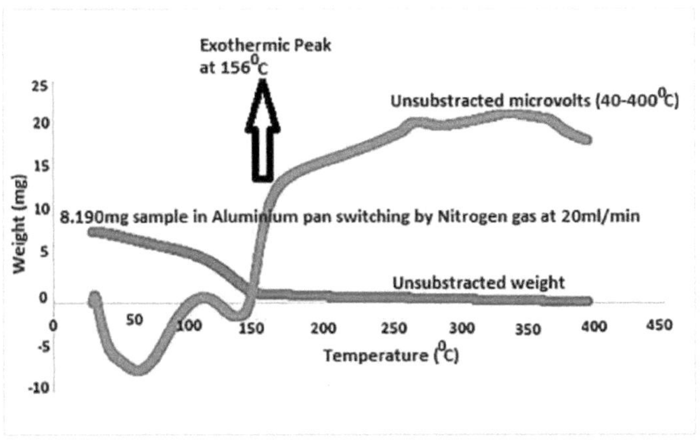

Figura 10: TG/DTA do nano-emulgel optimizado E2 Diphenhydramine HCl

3.4 Propriedades físicas das formulações de nano-gel e nano-emulgel de DPH

Foram inspeccionadas as propriedades físicas, incluindo a transparência, homogeneidade, textura, viscosidade, pH e espalhabilidade do gel DPH e do emulgel formulados. Os resultados mostraram que todas as formulações são transparentes, altamente homogéneas, sem grumos e suaves.

O valor do pH de todos os géis formulados situou-se entre $5,5 \pm 0,1$-$5,7 \pm 0,1$ e o pH de todos os emulgéis formulados situou-se entre $5,65 \pm 0,01$ e $5,89 \pm 0,01$, o que demonstrou a sua adequação para aplicação na pele ou nas superfícies mucosas.

O valor da capacidade de espalhamento de todos os nano-géis e nano-emulgéis formulados com o agente gelificante carbopol-940 situou-se entre $4,2 \pm 0,1$ - $4,9 \pm 0,1$ g.cm/s e $5,5 \pm 0,1$ - $5,9 \pm 0,1$ g.cm/s, respetivamente, o que indica que estes podem ser facilmente espalhados nas superfícies da pele ou nas membranas mucosas, aplicando uma quantidade mínima de tensão de cisalhamento.

Os resultados da extrudibilidade mostraram que o nanogel de elevada consistência não é facilmente extrudido dos tubos, ao passo que os nanogéis de baixa viscosidade saem rapidamente dos tubos colapsáveis. Os valores de extrudibilidade situam-se entre $1,27 \pm 0,01$ e $0,96 \pm 0,01$ g/cm. Por conseguinte, uma boa formulação de gel deve ter a consistência adequada para poder ser extrudida de um tubo dobrável, uma vez que o G9 demonstrou uma boa extrudibilidade (0,96 ± 0,01 g/cm).

Enquanto os resultados de extrudibilidade dos nano-emulgéis formulados com DPH mostraram que as formulações de alta viscosidade (E1, E2, E5, E8-E13) não podem ser extrudidas facilmente dos tubos, enquanto as formulações de baixa viscosidade (E3, E4, E6 e E7) podem fluir rapidamente para fora dos tubos colapsáveis. Os valores de extrudibilidade situam-se entre 1,35± 0,01- 0,95± 0,01g/cm. Assim, a boa formulação de emulgel deve ter a consistência adequada para ser extrudida do tubo dobrável, uma vez que E2 mostrou uma boa extrudibilidade (0,971± 0,01g/cm).

3.5 Estudos de estabilidade acelerada

Os nano-géis e nano-emulgéis de DPH formulados em estudos de estabilidade acelerada durante 6 meses a 40±1°C mostraram bons resultados, uma vez que não houve separação de fases, nem alterações significativas na consistência, homogeneidade, teor de fármaco e pH.

3.6 Teste de irritação da pele

O teste foi efectuado em voluntários humanos saudáveis durante um mês, aplicando todas as formulações de nanogel e nano-emulgel do DPH, mostrando a ausência de irritação, abrasão ou lesão na pele.

3.7 Estudo de libertação do fármaco *in vitro* de formulações de nano-gel de DPH

A libertação de DPH dos nano-géis foi efectuada durante 3 horas utilizando duas equações de regressão: Y= 0,0303x + 0,2081 com coeficiente de regressão R^2 = 0,9967 a pH 7,4, como se mostra na Figura 11 (a), e Y = 0,0366x + 0,1585 com coeficiente de regressão R2 = 0,9947 a pH 6, como se pode ver na Figura 9(b). Por outro lado, a libertação máxima do fármaco a pH 7,4 e 6 foi de 99,65% e 98,85% para o G9, respetivamente.

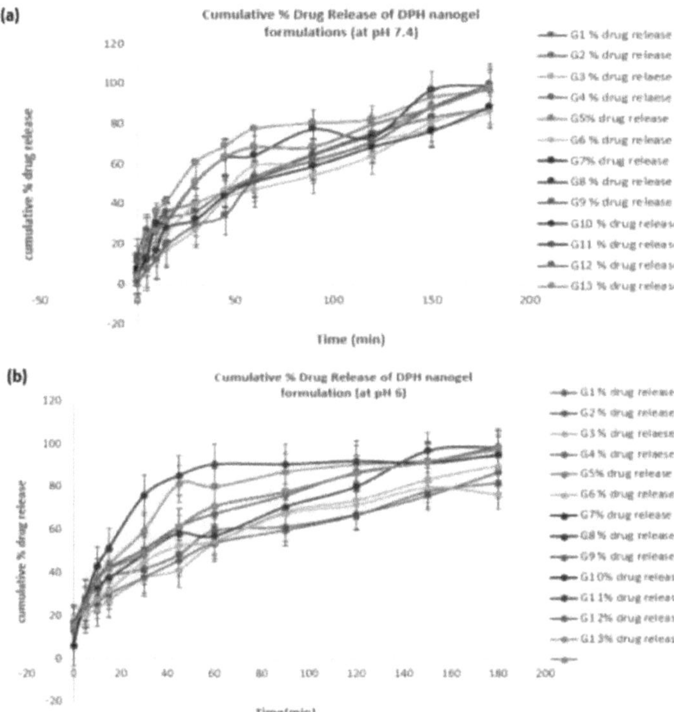

Figura 11: Percentagem cumulativa de libertação do fármaco das formulações de nano-gel de DPH a (a) pH 7,4 e (b) pH 6

3.7.1 Cinética de libertação do fármaco

A análise cinética dos dados de libertação do fármaco forneceu evidências sobre Korsmeyer-Peppas como modelo de melhor ajuste para todas as formulações de nanogel a pH 7,4 e 6 (todas as formulações seguidas apresentaram o valor R^2 mais elevado e o valor AIC mais baixo em comparação com outros modelos cinéticos). As formulações de nano-gel G1, G2, G5 e G10-13 apresentaram n < 0,45, mostrando difusão fickiana, enquanto G3, G4, G6, G7, G8 e G9 apresentaram 0,45 < n < 0,89, representando difusão não fickiana (anómala) em ambas as condições de pH (Tabela 3).

Tabela 3: Valores combinados de melhor (Korsmeyer-Peppas) de todas as formulações de nano-gel

Parameters		G1	G2	G3	G4	G5	G6	G7	G8	G9	G10	G11	G12	G13
n	pH 7.4	0.40	0.42	0.43	0.48	0.23	0.47	0.507	0.64	0.69	0.40	0.41	0.41	0.406
	pH 6	0.36	0.4	0.48	0.40	0.30	0.35	0.253	0.37	0.36	0.36	0.36	0.36	0.364
R^2	pH 7.4	0.98	0.98	0.97	0.95	0.90	0.99	0.989	0.99	0.99	0.98	0.99	0.99	0.985
	pH 6	0.97	0.95	0.96	0.96	0.93	0.92	0.913	0.96	0.98	0.97	0.96	0.97	0.963
AIC	pH 7.4	62.6	60.9	67.8	68.9	78.1	58.2	58.87	52.7	49.7	62.6	62.6	62.6	62.61
	pH 6	65.9	69.5	68.7	62.6	75.3	70.0	78.33	65.4	61.3	65.9	65.9	65.9	65.90

3.7.2 *Resultado da otimização RSM modelação matemática*

O MLRA é utilizado para gerar a relação matemática sob a forma de equações polinomiais. Os valores positivos e negativos dos efeitos principais mostraram as influências relativas de cada fator numa determinada resposta das formulações de nanogel DPH. O valor positivo dos coeficientes indica efeitos sinérgicos, enquanto o sinal negativo indica efeitos antagónicos em cada resposta.

3.7.2.1 *Efeito dos intensificadores na percentagem de libertação do fármaco a Y1 (pH 7,4)*

O valor de p (p > 0,05) para a resposta Y1 representa que as contribuições lineares A (PG) impõem efeitos sinérgicos significativos (p > 0,05) e B (PEG) impõe efeitos antagónicos não significativos (p < 0,05). Enquanto a contribuição do produto cruzado AB (PG e PEG) também impõe efeitos antagónicos não significativos (p < 0,05) e a contribuição quadrática A^2 e B^2 impõe efeitos antagónicos significativos (p > 0,05) e não significativos (p < 0,05), respetivamente.

A equação polinomial é dada a seguir em termos de factores codificados como

$$Y1 = b_0 + b_i A + b_{2B} + b_{12} AB + b_1{}^2 A^2 + b_2 B^{22}$$

$$Y1 = 98,14 + 3,96A - 1,72 B - 2,19 AB - 3,60A^2 - 1,83B^2$$

Esta equação indica que o PG (A) tem um efeito positivo forte (sinérgico), enquanto o PEG-1000 tem um efeito negativo fraco (antagónico) na libertação do fármaco em PBS com pH 7,4. O efeito combinado de ambos os factores (AB) tem efeitos negativos fortes (antagónicos). A contribuição quadrática do PG (A^2) tem um forte efeito negativo (antagónico), enquanto o PEG-1000 tem um efeito negativo (antagónico) mais fraco. A partir desta equação, os dois termos que contêm PG(A)[3.96A-3.60A^2] mostraram que a percentagem de libertação do fármaco aumenta com o aumento da concentração de PG e diminui com a diminuição da concentração de PG. Enquanto os dois termos que contêm PEG-1000(B) [-1.72B-1.83B^2] mostraram que a percentagem de libertação do fármaco diminui com o aumento da concentração e diminui ainda mais com a diminuição da concentração de PEG-1000. Os gráficos de superfície 3D são apresentados na Figura 12a.

3.7.2.2 Efeito dos intensificadores na percentagem de libertação do fármaco a Y2 (pH 6)

O valor de p (p > 0,05) para a resposta Y2 representa que as contribuições lineares A (PG) e B (PEG) impõem efeitos sinérgicos não significativos (p < 0,05). Enquanto a contribuição do produto cruzado AB (PG&PEG) também impõe um efeito sinérgico não significativo (p < 0,05) e a contribuição quadrática A^2 e B^2 impõe efeitos antagónicos não significativos (p < 0,05) e significativos (p > 0,05), respetivamente. A equação polinomial é dada a seguir em termos de factores codificados como

$$Y_t = b_{0+bi} A + b2 B + {}_{b12} AB + {}_{bt}{}^2 A^{2+}{}_{b2 B}{}^{22}$$

$$Yi = 97,57 + 5,43A + 0,59B + 1,78AB - 2,21A2 - 5,{}_{27B2}$$

Esta equação indica que o PG (A) tem um efeito positivo forte (sinérgico), enquanto o PEG-1000 tem um efeito positivo fraco (sinérgico) na libertação do fármaco em PBS com pH 6. O efeito combinado de ambos os factores (AB) tem efeitos positivos fortes (sinérgicos). A contribuição quadrática do PG (A^2) tem um efeito negativo fraco (antagónico), enquanto o PEG-1000 (B^2) tem um efeito negativo forte (antagónico). [2]A partir desta equação, os dois termos que contêm PG (A) [5,43A-2,21A^2] mostraram que a percentagem de libertação do fármaco aumenta com o aumento da concentração de PG e diminui com a diminuição da concentração de PG.

concentração e diminui ainda mais com o aumento da concentração de PEG-1000. Os gráficos de superfície 3D são mostrados na Figura

12b.

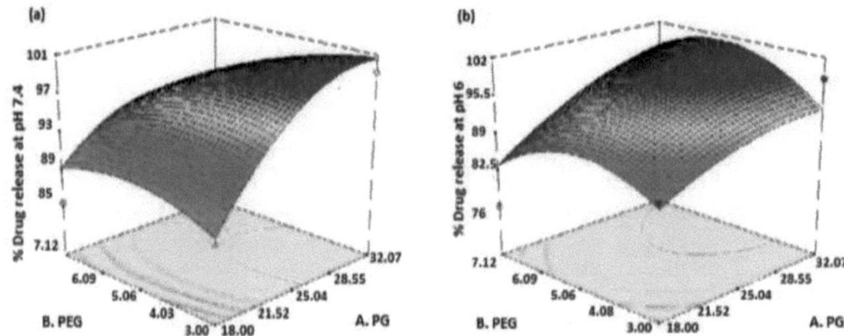

Figura 12: Gráficos de superfície 3D sobre a % de libertação do fármaco (a) Y1 a pH 7,4 e (b) Y2 a pH 6

3.7.3 Otimização do nano-gel de DPH

O padrão de libertação do fármaco de todos os nano-géis de DPH foi diferente comparativamente entre si, tendo sido libertada uma quantidade cumulativa de DPH de todos os nano-géis num período de 3 horas através da membrana de celofane no aparelho de dissolução, como se mostra na Figura 13. Os resultados concluídos a partir da análise de dados RSM e da superfície 3D mostram que a G9 (contendo 35% de PG e 5,06% de PEG-1000) tem uma percentagem máxima de libertação do fármaco em ambos os pH (7,4 e 6) em comparação com outras formulações. Isto indica que o nano-gel G9 DPH demora menos tempo a atravessar a membrana e apresenta a libertação máxima do fármaco em comparação com outras formulações [42-45]. Assim, o nano-gel G9 DPH foi considerado optimizado e selecionado para mais investigações sobre a atividade transdérmica/intranasal em modelos humanos/animais.

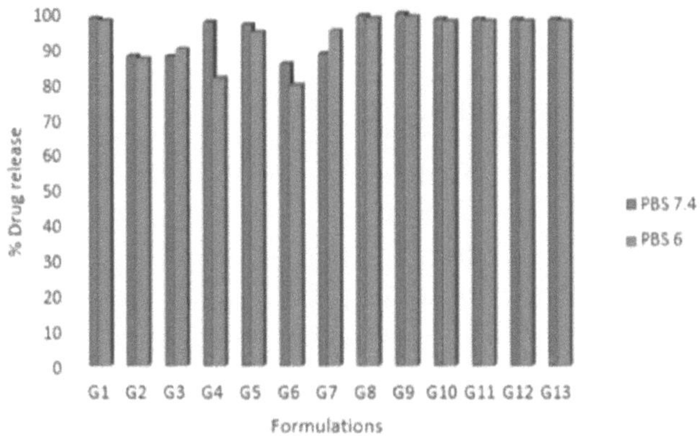

Figura 13: Comparação da % de libertação de fármaco das formulações de nano-gel DPH a pH 7,4 e 6 3.8 Estudo de libertação de fármaco *in vitro* das formulações de nano-emulgel DPH

A libertação de DPH dos nano-emulgéis formulados foi investigada durante 24 horas utilizando as duas equações de regressão das curvas de calibração: Y= 0,003x + 0,2081 com Coeficiente de Regressão R^2 = 0,9967 a pH 7,4 (Figura 14a) e Y= 0,0037x + 0,1585 com Coeficiente de Regressão R^2 = 0,9947 a pH 6 (Figura 14b). O E2 apresentou uma libertação máxima de DPPH de 97,42% a pH 7,4 e de 98,31% a pH 6 no espaço de 4 horas. O perfil de libertação de DPPH de todas as formulações de nanoemulgel (E1, E2,...E13) a pH 7,4 mostrou uma libertação abrupta de DPPH a partir de E7 devido à diminuição da concentração de azeite e ao aumento da concentração de PG, em conformidade com relatórios anteriores [9, 22]. Este mesmo fenómeno foi observado também para o estudo da libertação de DPH de todas as formulações de nanoemulgel a pH 6. O nanoemulgel E2 de DPH foi optimizado, uma vez que passou lentamente através da membrana de celofane e foi libertado continuamente durante um período de 24 horas, tendo mostrado uma libertação máxima de DPH entre as outras formulações.

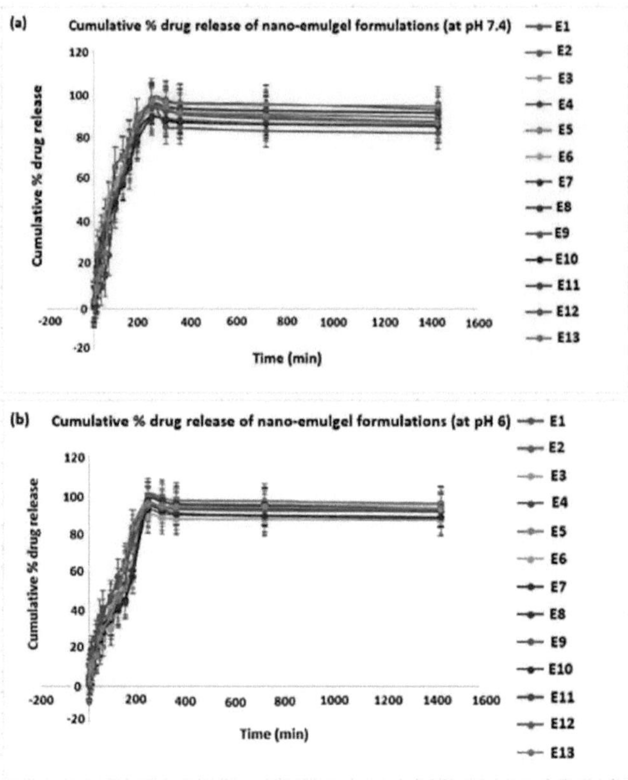

Figura 14: Perfil de libertação cumulativa do fármaco em % das formulações de nano-emulgel (a) a pH 7,4 e (b) a pH 6

3.8.1 *Cinética de libertação do fármaco*

Os resultados da cinética de libertação do fármaco mostraram que o modelo de primeira ordem foi o que melhor se ajustou aos dados de dissolução de todas as nanoemulgelas formuladas a dois pH diferentes, 7,4 e 6, com o valor R^2 mais elevado e o valor AIC mais baixo, em comparação com outros modelos (Quadro 4). O mecanismo de libertação do fármaco foi considerado um processo linear, uma vez que a taxa de eliminação é diretamente proporcional à concentração do fármaco. O mecanismo de libertação também pode ser determinado pelo valor "n" no modelo de Koresmeyer-Peppas. Como n<0,45 em ambos os pH, indica difusão Fickian. Todas estas evidências indicam que o modo de libertação do fármaco é independente da concentração do fármaco nas nanoemulgelas.

Tabela 4: Valores combinados de melhor (primeira ordem) de todas as formulações de nano-emulgel

Parameters		E1	E2	E3	E4	E5	E6	E7	E8	E9	E10	E11	E12	E13
K_1	pH 7.4	0.007	0.007	0.007	0.007	0.007	0.007	0.005	0.005	0.008	0.007	0.007	0.007	0.007
	pH 6	0.004	0.006	0.005	0.004	0.006	0.004	0.005	0.005	0.007	0.004	0.004	0.004	0.004
	Mean	0.006	0.007	0.006	0.005	0.006	0.006	0.005	0.005	0.007	0.006	0.006	0.006	0.006
	SD	0.002	0.001	0.002	0.002	0.001	0.002	0.000	0.000	0.000	0.002	0.002	0.002	0.002
	%RSD	35.7	16.0	24.5	33.1	15.5	38.1	0.48	0.66	5.68	35.73	35.7	35.73	35.73
R^2	pH 7.4	0.96	0.96	0.95	0.96	0.95	0.97	0.89	0.91	0.96	0.96	0.96	0.96	0.96
	pH 6	0.92	0.94	0.9	0.95	0.96	0.97	0.89	0.89	0.97	0.92	0.92	0.92	0.92
AIC	pH 7.4	102.35	102.83	110.47	102.68	106.55	99.14	112.57	111.76	103.30	102.35	102.35	102.35	102.35
	pH 6	114.40	109.14	111.52	115.16	109.37	113.99	113.06	112.83	101.11	114.40	114.42	114.41	114.43

3.8.2 *Resultado da otimização RSM modelação matemática*

O MLRA é utilizado para produzir a relação numérica no tipo de equações polinomiais. Os sinais negativos e positivos e também a magnitude dos impactos principais demonstram o impacto relativo de cada variável numa determinada resposta dos nano-emulgéis DPH. Uma indicação positiva do coeficiente demonstra um impacto sinérgico, enquanto o sinal negativo mostra um impacto antagónico na resposta. Se o valor do coeficiente for grande, os factores têm um impacto crítico em cada resposta.

3.8.2.1 *Efeito dos intensificadores na % de libertação do fármaco na resposta Y1 (a pH 7,4)*

O valor P ($p<0,05$) para a resposta **Y1** representou a contribuição linear de A (PG) que impõe um impacto sinérgico não significativo ($p>0,05$) e B (Azeite) que impõe um impacto sinérgico significativo ($p<0,05$). Enquanto a contribuição do produto cruzado de AB (PG & Azeite) impôs um impacto sinérgico não significativo ($p<0,05$) e as contribuições quadráticas de A^2 e B^2 também impôs um impacto sinérgico não significativo ($p>0,05$).

A equação polinomial é dada a seguir em termos de factores codificados como

$$Y_1 = b_0 + b_1 A + b_{2B} + b_{12} AB + b_1^2 A^{2} + b_2 B^{22}$$

$$Y_1 = 94{,}16 - 1{,}53A + 2{,}09B + 1{,}04AB + 2{,}04A2 - 2{,}96B2$$

Esta equação representa o impacto negativo fraco (antagónico) do PG (A) e o impacto positivo forte (sinérgico) do azeite (B) na libertação do fármaco a pH 7,4 PBS. Considerando que o valor combinado dos factores (AB) mostrou um forte impacto positivo (sinérgico). A contribuição quadrática do PG (A^2) mostrou um forte impacto positivo (sinérgico), enquanto a contribuição quadrática do azeite (B^2) mostrou um forte impacto negativo (antagónico). A partir desta equação polinomial, os dois termos que representam o PG (A) [-1,53A+2,04A2] mostraram que a % de libertação do fármaco diminui com o aumento da concentração de PG e depois aumenta com o aumento da concentração de PG. Enquanto dois termos que representam o azeite (B) [2.09B-2.96B^2] mostraram que a % de libertação do fármaco aumentou com o aumento da concentração de azeite e depois diminuiu com o aumento da concentração de azeite. Este facto foi demonstrado no gráfico de superfície 3D (Figura 15a).

3.8.2.2 Efeito dos intensificadores na % de libertação do fármaco na resposta Y2 (a pH 6)

O valor P (p<0,05) para a resposta **Y2** representou a contribuição linear de A (PG) impondo um impacto sinérgico não significativo (p>0,05) e B (Azeite) impondo um impacto sinérgico significativo (p<0,05). Enquanto a contribuição do produto cruzado de AB (PG & Azeite) impôs um impacto sinérgico não significativo (p<0,05) e as contribuições quadráticas de A2e B2 também impuseram um impacto sinérgico não significativo (p>0,05).

A equação polinomial é dada a seguir em termos de factores codificados como

$$Y_1 = b_0 + b_{1A} + b_{2B} + b_{12} AB + b_1 A^{22} + b_2 B^{22}$$

$$Y_1 = 94{,}36 + 6{,}667 \cdot 10^{-3} A + 2{,}73B - 1{,}34AB - 2{,}37A^2 + 1{,}73B^2$$

Esta equação representa o impacto positivo fraco (sinérgico) do PG (A) e o impacto positivo forte (sinérgico) do azeite de oliva (B) na libertação do fármaco a pH 6 PBS. Enquanto que o valor combinado dos factores (AB) mostrou um impacto negativo fraco (antagónico). A contribuição quadrática do PG (A^2) mostrou um impacto negativo forte (antagónico), enquanto a contribuição quadrática do azeite (B^2) mostrou um impacto positivo fraco (sinérgico). A partir desta equação polinomial, dois termos que representam o PG (A) [$6,667*10^{-3}$ A - $2,37A^2$] mostraram que a % de libertação do fármaco aumenta com a diminuição da concentração de PG e diminui com o aumento da concentração de PG, enquanto dois termos que representam o azeite (B) [$2,73B + 1,73B^2$] mostraram que a % de libertação do fármaco aumenta com o aumento da concentração de azeite e aumenta ainda mais com a diminuição da concentração de azeite. Este facto foi demonstrado no gráfico de superfície 3D (Figura 15b).

As diferenças estatísticas significativas entre numerosos parâmetros de treze formulações diferentes de nano-emulgel DPH foram determinadas com a ajuda da utilização da Análise de Regressão e da Análise de Variância (ANOVA) a $p < 0,05$ como nível mínimo de significância, utilizando o design Expert® (Stat-Ease, versão 7.0.3). A Análise de Regressão Linear Múltipla (MLRA) mostrou que o valor F do modelo era de 3,27 com 7,72% de probabilidade (para Y_1) e 3,56 com 6,41% de probabilidade (para Y_2), indicando que o valor F elevado ocorreu devido ao ruído. O valor negativo do pré R^2 para ambas as respostas indica que a média geral é o melhor preditor de cada resposta do que o modelo quadrático. A precisão adeq, que mede a relação S/N, foi de 6,442 (para Y_1) e 6,892 (para Y_2), indicando que o sinal é adequado. Este modelo quadrático pode ser utilizado para navegar no espaço de conceção. Tudo indica que os resultados experimentais que aumentam os efeitos do azeite e do PG se devem à taxa de transporte da libertação de DPH. Todas as caraterísticas físicas mostraram que todas as formulações possuíam boa homogeneidade, transparência, reologia e estabilidade durante um período de tempo prolongado. As formulações de nanoemulgel de DPH não revelaram qualquer lesão/irritação na pele, o que indica a sua segurança por via transdérmica.

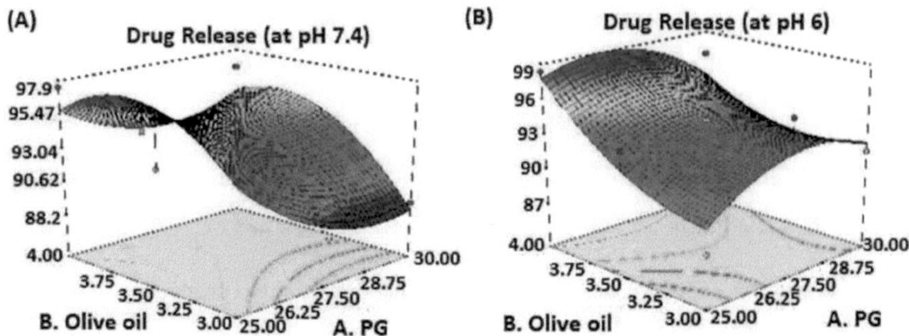

Figura 15: Os gráficos de superfície 3D sobre a % de libertação do fármaco em resposta a (a) Y1 (a pH 7,4) e (b) Y2 (a pH 6)

3.8.3 Otimização do nano-emulgel DPH

O padrão de libertação de DPH dos nano-emulgéis formulados foi diferente de todos os outros. A quantidade cumulativa da % de libertação do fármaco de todos os nano-emulgéis formulados com DPH foi calculada para um período de 24 horas, utilizando uma membrana de celofane. Os resultados obtidos a partir da análise de dados RSM e dos gráficos de superfície 3D mostram que a E2 (com 25% de PG e 4% de óleo de oliva) tem a quantidade máxima de libertação de fármaco em ambas as condições de pH (7,4 e 6) em comparação com outras formulações [50]. Isto indica que a quantidade de difenidramina no nano-emulgel E2 passa lentamente através da membrana de celofane e permanece libertada durante um período de 24 horas, mostrando a libertação máxima de DPH entre as outras formulações. Assim, o nano-emulgel E2 DPH foi optimizado e selecionado para estudos de permeação *ex-vivo* através da membrana da pele/mucosa para confirmação dos resultados.

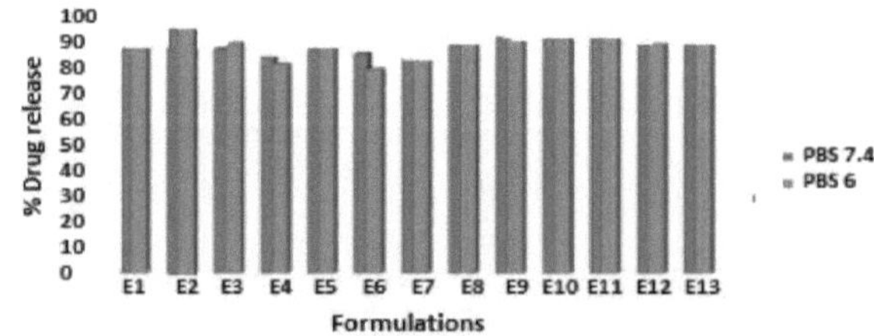

Figura 16: Comparação da % de libertação do fármaco das formulações de nano-emulgel de DPH a pH 7,4 e 6

3.9 Estudos de gelificação

De todas as formulações de nano-gel e nano-emulgel, a G9 e a E2 mostraram uma gelificação imediata durante um período de tempo prolongado. Isto indica que o nano-gel G9 e o nano-emulgel E2 têm uma melhor consistência de agente gelificante durante um período de tempo prolongado.

3.10 Medição da força mucoadesiva

O nano-gel de DPH optimizado (G9) e o nano-emulgel optimizado (E2) apresentaram o tempo máximo de aderência no local da mucosa nasal e, por sua vez, um aumento da tensão mucoadesiva, ou seja, $58,50 \pm 1,30$ dynes/cm^2 e $68,5 \pm 1,5$ dynes/cm^2 , respetivamente, foram necessários para a sua separação da superfície da mucosa.

3.11 Estudos de permeação *ex vivo*

O estudo de permeação em nano-gel, nano-emulgel e spray nasal convencional de DPH otimizado foi feito através de FDC [39]. A quantidade cumulativa de libertação de DPH destas formulações que passou através da membrana nasal foi analisada utilizando um espetrofotómetro UV a 258 nm e calculada estatisticamente utilizando o MS-Excel 2013. No estudo de permeação *ex vivo*, a quantidade cumulativa máxima (µg/ml) de fármaco permeado pelo nanogel otimizado G9 foi de $9453,13 \pm 275,14$. Nas 3 horas iniciais, $94,53 \pm 0,01\%$ da permeação do fármaco ocorreu através da membrana mucosa nasal.

No entanto, a permeação do fármaco ocorreu continuamente, mas de forma lenta. O estudo de permeação mostrou que o máximo de 97,1% de DPH do nano-emulgel foi permeado através da membrana nasal de cabra em 4 horas continuamente, enquanto o fármaco permaneceu permeado em 25,94% até 24 horas de forma lenta. Em comparação com o spray nasal convencional de DPH, 92% do fármaco foi permeado em 3 horas (Tabela 5). O nano-gel otimizado mostrou um aumento na taxa de fluxo ($\mu g/cm^2$/min), ou seja, 44,833 ± 0,659 com aumento da taxa de coeficiente de difusão (cm^2 /min) 39,7 ± 5.38 × 10^{-5} enquanto todos os dados de permeação do nano-emulgel DPH mostraram que, aumentando a taxa de fluxo ($\mu g/cm2$/min), ou seja, 33,187 ± 0,898, taxa de coeficiente de difusão (cm2/min), ou seja, 78,6 ± 4,562 × 10^- 5 também foi aumentado.

Quadro 5: % de permeação ± RSD da DPPH difundida a partir do nano-gel/emulgel optimizado e do spray nasal convencional pela célula de Franz através da membrana nasal de cabra

Time (min)	%Permeation±RSD of G9 DPH nano-gel	%Permeation±RSD of E2 DPH nano-emulgel	%Permeation±RSD of DPH nasal spray
5	5.44±0.01	10.57±0.01	13.01±0.01
10	17.62±0.01	23.39±0.01	25.09±0.01
15	25.95±0.01	29.16±0.01	32.18±0.01
30	36.85±0.01	37.49±0.01	46.25±0.01
45	44.54±0.01	47.11±0.01	51.09±0.01
60	52.23±0.01	55.44±0.01	62.42±0.01
90	61.84±0.01	63.78±0.01	75.04±0.01
120	71.45±0.01	70.82±0.01	82.19±0.01
150	81.07±0.01	79.15±0.01	89.79±0.01
180	94.53±0.01	86.84±0.01	92±0.01
210	85.56±0.01	90.69±0.01	85.16±0.01
240	75.94±0.01	97.1±0.1	77.28±0.1
300	68.25±0.01	77.22±0.01	62.08±0.01
360	56.07±0.01	66.33±0.01	42.87±0.01
720	34.93±0.01	39.40±0.01	19.08±0.01
1440	19.54±0.01	25.94±0.01	3.01±0.01

3.12 Estudo histopatológico dos tecidos da membrana nasal antes da utilização

Foram selecionadas diferentes porções de tecidos nasais normais de cabra, que foram coradas com Eosina e Hematoxilina para formar lâminas e observadas microscopicamente com grande poder de ampliação (Figura 17). A Figura 17(a) mostra as glândulas olfactivas com forma simétrica, superfície regular e lisa da Lamina properia, vasos com espaçamento normal, células e fibras inflamatórias (cobertas por tecidos conjuntivos frouxos interligados). A Figura 17 (b) mostra os tecidos conjuntivos frouxos interligados em torno da Lamina propria, vasos com espaçamento normal e glândulas olfactivas simétricas.

Em todas as lâminas de tecido pré-utilizadas, observou-se que as glândulas olfactivas estavam normais e em simetria. Estas produziam a quantidade normal de secreções de mucina, IgA, amilase e lisozimas. O principal componente da cavidade nasal é a mucosa olfactiva, que é composta por células de suporte, células receptoras, células basais e microvilosidades [51-53]. Todas estas secreções desempenham um papel fundamental nas funções imunitárias da mucosa nasal. As mucinas estão ligadas à membrana devido à presença de um domínio hidrofóbico de extensão da membrana que favorece a retenção na membrana plasmática. A IgA inibe os efeitos inflamatórios de outras imunoglobulinas (Igs). Aqui, também se observou em lâminas de tecido nasal pré-utilizadas, uma lâmina própria regular e lisa que normalmente segrega os linfócitos, fibroblastos, macrófagos, plasmócitos, mastócitos e leucócitos eosinofílicos e que estava interligada com tecidos conjuntivos frouxos, formados por fibroblastos e fibras de colagénio. Estes tecidos estão envolvidos no fornecimento de oxigénio e nutrientes dos capilares para as células e também na difusão de dióxido de carbono e água das células para a circulação.

3.13 Estudo histopatológico dos tecidos da membrana nasal pós-utilização

As lâminas de diferentes porções de tecidos da membrana nasal de cabra utilizadas nos estudos ex-vivo foram preparadas, coradas com Hematoxilina e Eosina e depois observadas ao microscópio com grande ampliação, como se mostra na Figura 17. A Figura 17 (c) mostrou uma simetria afetada da glândula olfactiva, tecidos conjuntivos frouxos, mas um desarranjo no agrupamento de outras células, como as células inflamatórias e vasos muito espaçados, juntamente com as glândulas olfactivas. O aumento do número de fibroblastos, as alterações na lâmina própria, a assimetria das glândulas olfactivas, a perda de fibras e os aglomerados de células inflamatórias (inflamossomas) são evidentes na Figura 17 (d).

Após a aplicação do nanoemulgel nasal DPH, diferentes porções de tecidos nasais de cabra excisados foram selecionadas e coradas com Eosina e Hematoxilina para fazer lâminas e observadas microscopicamente com grande poder de ampliação (Figura 17). A Figura 17 (e) mostra a glândula olfactiva assimétrica com tecidos conjuntivos frouxamente apertados e vasos largos e espaçados. Também se observam aglomerados de células inflamatórias. A Figura 17 (f) mostra um grande número de fibroblastos, alterações na superfície da Lamina properia, glândulas olfactivas assimétricas ligadas a fibras de perda e aglomerados de células inflamatórias (inflamosmes).

Após a aplicação do spray nasal DPH de mercado, foram feitas lâminas de tecidos nasais de cabra e observadas microscopicamente (Figura 17). A Figura 17 (g) mostrou Lamina properia assimétrica e agrupamento de células inflamatórias. A Figura 17 (h) mostrou o aumento do número de células inflamatórias.

Uma vez que a difenidramina é lipofílica, o seu transporte através das células epiteliais efectua-se através de um mecanismo de difusão passiva transcelular.

O nano-gel nasal DPH foi transportado através das células epiteliais por difusão passiva transcelular, uma vez que permitiu a absorção de moléculas de fármacos lipofílicos. Os materiais lipídicos intracelulares foram dissolvidos utilizando intensificadores de permeação como PG e PEG-1000. Ambos os potenciadores promoveram a permeação do fármaco em modo dependente da concentração, uma vez que a permeação foi influenciada pela concentração de PG e PEG-1000. Agora pode ser observado que, com a aplicação do nanogel DPH, as secreções de lisozimas, IgA e outras aumentam, o que pode ser observado devido à simetria afetada das glândulas olfactivas. Devido ao aumento das secreções de lisozimas, ocorrem mais danos na parede celular bacteriana e estes resíduos podem acumular-se na mucosa nasal. A estimulação da IgA é aumentada, o que demonstra o reforço das funções imunitárias. À medida que mais IgA é estimulada, há menos ativação do sistema de complemento que diminui a capacidade das células fagocíticas para eliminar os micróbios da mucosa nasal. A mucina é produzida em maior quantidade, sobrepondo-se a todas as células. A porção hidrofóbica do fármaco liga-se à membrana hidrofóbica da mucina, o que favorece a retenção do fármaco na membrana plasmática durante um maior número de horas. O fármaco pode ser mais absorvido na membrana plasmática e circular no sangue, mostrando os seus efeitos. Também foram observadas alterações nas células básicas da membrana, ou seja, na lâmina própria. Verifica-se um aumento do número de fibroblastos que desempenham um papel importante na permeabilidade dos tecidos. Isto significa que mais formulação de gel é penetrada através do tecido durante algum tempo. O colagénio é produzido, o que ajuda no processo de cicatrização de feridas e aumenta a propriedade de hidrofilicidade dos fibroblastos. A mucina produzida durante a aplicação do medicamento tem atividade anti-inflamatória. As células inflamatórias foram produzidas localmente em maior quantidade, mas exibem-se em forma de aglomerado, o que pode levar à diminuição da sua atividade. Devido a alterações na lâmina própria, as células linfocitárias aumentam a sua atividade, segregando mais células B IgA que podem responder a vários agentes patogénicos ou alergénios, produzindo grandes quantidades de anticorpos. Em seguida, neutralizam os vírus, as bactérias ou os alergénios. A atividade dos macrófagos pode ser aumentada, o que ajuda a engolir e digerir as células, micróbios e substâncias estranhas. Os macrófagos também aumentam a atividade anti-inflamatória. A atividade dos leucócitos é estimulada e pode desempenhar um papel importante na proteção do organismo contra doenças infecciosas e a imunidade celular induzida pode reduzir a carga. Foram também observadas alterações visíveis nos tecidos conjuntivos frouxos. O espaço entre eles torna-se amplo, o que pode permitir e facilitar a passagem de nutrientes e medicamentos de forma mais conveniente e em maior quantidade, facilitando a entrada na circulação geral

No nanoemulgel nasal de DPH, os intensificadores de permeação (propilenoglicol e óleo de oliva) facilitam a absorção intracelular da molécula do fármaco dentro da membrana nasal por mecanismo dependente da concentração [54-55]. As lâminas de tecido nasal excisado mostraram que, após a aplicação da formulação de nanoemulgel de difenidramina, a simetria da glândula olfactiva foi menos afetada e produziu secreções em maior quantidade. Como as lisozimas são segregadas em maior quantidade, causam danos na parede celular bacteriana e esse desperdício acumula-se na mucosa nasal. O aumento da secreção de IgA provoca um aumento da atividade do sistema imunitário, que ativa o sistema complementar para eliminar os micróbios da mucosa, aumentando a atividade das células fagocíticas (através da produção de uma maior quantidade de anticorpos). A atividade dos macrófagos também aumentou, engolindo as substâncias estranhas, enquanto o aumento da atividade dos leucócitos ajuda a proteger o corpo contra doenças infecciosas. Em lâminas de tecidos nasais pós-utilização, também observámos boas alterações na Lamina properia, que desempenha um papel importante na permeabilidade do tecido. A maior quantidade de nano-emulgel foi penetrada através do tecido durante um período de tempo alargado. Os fibroblastos crónicos produziram colagénio em maior quantidade, o que será útil no mecanismo de cicatrização de feridas. A propriedade de hidrofilicidade dos fibroblastos também aumentou. A secreção de mucina (a-glicoproteína) também aumentou, sobrepondo-se a todas as células e aumentando a atividade anti-inflamatória. O componente hidrofóbico do nano-emulgel DPH foi firmemente ligado ao componente hidrofílico da mucina, o que facilita o movimento do fármaco no interior da membrana plasmática. Os tecidos conjuntivos soltos tornaram-se mais espaçados, proporcionando mais espaço para a passagem da molécula do fármaco para o interior da membrana plasmática [56]. Desta forma, as células anti-inflamatórias foram dispersas, o que permite que o fármaco permaneça no local durante um período de tempo prolongado e que ocorra uma absorção máxima na circulação sanguínea, demonstrando a sua atividade anti-histamínica.

No caso do spray nasal DPH de mercado, foram observadas pequenas alterações na Lamina properia e nas células inflamatórias.

Isto indica uma baixa atividade anti-histamínica do spray nasal DPH comercializado em comparação com o nano-gel e o nano-emulgel nasal DPH formulados de forma optimizada.

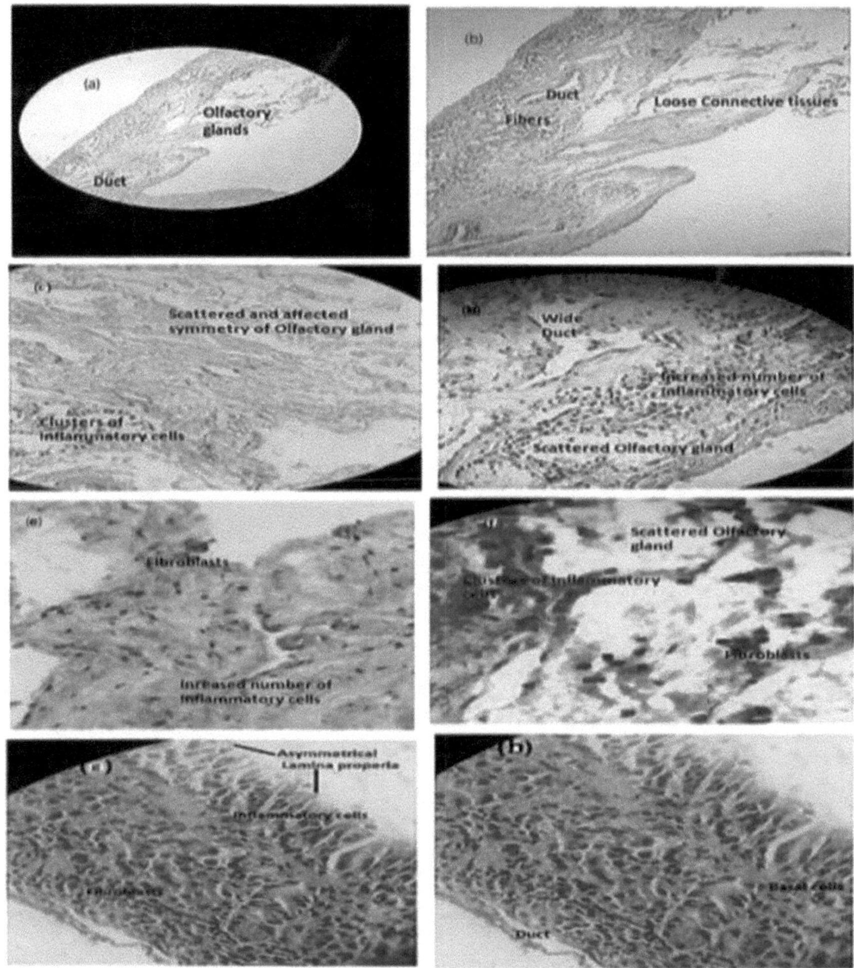

Figura 17: (a e b) Tecidos normais da membrana nasal de caprinos, (c e d) tecidos excisados da membrana nasal de caprinos com aplicação de nano-gel nasal DPH, (e e f) tecidos excisados da membrana nasal de caprinos com aplicação de nano-emulgel nasal DPH e (g e h) tecidos excisados da membrana nasal de caprinos com aplicação de spray nasal DPH corados com Hematoxilina e Eosina.

CONCLUSÃO

A partir dos resultados acima referidos, conclui-se que a administração intranasal de nano-gel/emulgel é uma preparação farmacêutica nova e única, uma vez que o fármaco entra diretamente na circulação sanguínea através de uma rede de capilares altamente conectada, evitando o mecanismo de primeira passagem. Como o nano-gel/emulgel é uma formulação viscosa, em comparação com outros medicamentos líquidos intranasais, apresenta uma aderência máxima na mucosa nasal durante um período de tempo prolongado, produzindo assim uma atividade anti-inflamatória e efeitos anti-histamínicos máximos. A bioadesividade e a força mucoadesiva das formulações optimizadas devem-se ao polímero (carbopol-940), enquanto o azeite, o PEG-1000 e o propilenoglicol são uma boa combinação como potenciadores de permeação que facilitam a permeação no interior da membrana nasal. O nano-gel/emulgel DPH optimizado pode ser aplicado com segurança nas membranas mucosas devido à sua lipofilicidade e pequeno peso molecular <1000Da, mostrando uma absorção nasal aumentada e contínua durante um período de tempo prolongado.

Em resumo, o estudo histopatológico demonstrou resultados comparáveis aos do spray nasal convencional de DPH e o nano-gel/emulgel nasal de DPH formulado é considerado uma excelente forma de dosagem para administração de medicamentos no tratamento da rinite alérgica em modelo animal (modelo caprino).

REFRÊNCIAS

1. Kim, D.-D., *Modelos celulares in vitro para estudos de absorção nasal de fármacos*, em *Drug Absorption Studies*. 2008, Springer. p. 216-234.

2. Mathias, N.R. e M.A. Hussain, *Non-invasive systemic drug delivery: Considerações sobre a capacidade de desenvolvimento para vias de administração alternativas.* Jornal de Ciências Farmacêuticas, 2010. **99**(1): p. 1-20.

3. Costantino, H.R., et al., *Intranasal delivery: physicochemical and therapeutic aspects.* Revista Internacional de Farmácia, 2007. **337**(1): p. 1-24.

4. Donovan, M.D. e Y. Huang, *Large molecule and particulate uptake in the nasal cavity: the effect of size on nasal absorption.* Advanced drug delivery reviews, 1998. **29**(1): p. 147-155.

5. Galgatte, U.C., A.B. Kumbhar, e P.D. Chaudhari, *Desenvolvimento de gel in situ para entrega nasal: conceção, otimização, avaliação in vitro e in vivo.* Drug delivery, 2014. **21**(1): p. 62-73.

6. Bitter, C., K. Suter-Zimmermann, e C. Surber, *Nasal drug delivery in humans*, em *Topical Applications and the Mucosa*. 2011, Karger Publishers. p. 20-35.

7. Barry, B.W., *Novel mechanisms and devices to enable successful transdermal drug delivery.* Revista Europeia de Ciências Farmacêuticas, 2001. **14**(2): p. 101-114.

8. Samant, L.R. e A. Bhaskar, *Transdermal drug delivery system: Review.* Journal of Pharmacy Research Vol, 2012. **5**(2): p. 899-900.

9. Chien, Y.W. e A.K. Banga, *Iontophoretic (transdermal) delivery of drugs: overview of historical development.* Jornal de Ciências Farmacêuticas, 1989. **78**(5): p. 353-354.

10. Walters, K.A., A.C. Watkinson, e K.R. Brain, *Methods for studying percutaneous absorption*, em *Dermatological and transdermal formulations*. 2002, CRC Press. p. 195-267.

11. Cho, C.-W., J.-S. Choi, e S.-C. Shin, *Desenvolvimento dos géis de ambroxol para uma entrega transdérmica melhorada.* Desenvolvimento de medicamentos e farmácia industrial, 2008. **34**(3): p. 330-335.

12. Steiger, M., *Topical emulsion-gel composition comprising diclofenac sodium [Composição de emulsão-gel tópica com diclofenac sódico]*. 2010, Google Patents.

13. Mohamed, M.I., *Otimização da formulação de emulgel de clorfenina*. Jornal da AAPS, 2004. **6**(3): p. 81-87.

14. Peneva, P., et al., *In vitro survey of Ketoprofen release from emulgels*. Medicine, 2014. **4**(1).

15. Khullar, R., et al., *Formulação e avaliação do emulgel de ácido mefenâmico para administração tópica*. Revista farmacêutica saudita, 2012. **20**(1): p. 63-67.

16. Mandal, S., S.S. Mandal, and K.K. Sawant, *Design and development of microemulsion drug delivery system of atorvastatin and study its intestinal permeability in rats*. Jornal Internacional de Entrega de Medicamentos, 2010. **2**(1).

17. Stanos, S.P., *Topical agents for the management of musculoskeletal pain (Agentes tópicos para a gestão da dor músculo-esquelética)*. Journal of pain and symptom management, 2007. **33**(3): p. 342-355.

18. Banker, G.S., *The theory and practice of industrial pharmacy. Vol. 1. Editado por Leon Lachman, Herbert A. Lieberman e Joseph L. Kanig. Lea & Febiger, Philadelphia, PA 19106, 1970. xii+ 811 pp. 15,5× 23 cm. Preço $24.50*. Journal of Pharmaceutical Sciences, 1970. **59**(10): p. 1531-1531.

19. Chapman, C.D., et al., *Tratamento intranasal da disfunção do sistema nervoso central em humanos*. Pesquisa farmacêutica, 2013. **30**(10): p. 2475-2484.

20. Merkus, F.W. e M.P. van den Berg, *Can nasal drug delivery bypass the blood-brain barrier?* Drugs in R & D, 2007. **8**(3): p. 133-144.

21. Mygind, N. e R. Dahl, *Anatomy, physiology and function of the nasal cavities in health and disease (Anatomia, fisiologia e função das cavidades nasais na saúde e na doença)*. Advanced drug delivery reviews, 1998. **29**(1): p. 3-12.

22. Levang, A.K., K. Zhao, e J. Singh, *Effect of ethanol/propylene glycol on the in vitro percutaneous absorption of aspirin, biophysical changes and macroscopic barrier properties of the skin*.

International journal of pharmaceutics, 1999. **181**(2): p. 255-263.

23. Americas, I., *The HLB System: Um Guia de Economia de Tempo para a Seleção de Emulsificantes*. 1984: ICI Americas, Incorporated.

24. Griffin, W.C., *Classification of surface-active agents by" HLB"*. J Soc Cosmetic Chemists, 1946. **1**: p. 311-326.

25. Griffin, W.C., *Calculation of HLB values of non-ionic surfactants*. Am Perfumer Essent Oil Rev, 1955. **65**: p. 26-29.

26. Sowjanya, G. e P. Bandhavi, *Nanoemulsões uma tendência emergente: uma revisão*. IJPRD, 2012. **4**(6): p. 137-152.

27. Ghica, M., et al., *Conceção e otimização de alguns hidrogéis à base de colagénio-minociclina potencialmente aplicáveis ao tratamento de infecções de feridas cutâneas*. Die Pharmazie-An International Journal of Pharmaceutical Sciences, 2011. **66**(11): p. 853-861.

28. Chang, J.-S., et al., *Formulation optimization of meloxicam sodium gel using response surface methodology*. Revista internacional de produtos farmacêuticos, 2007. **338**(1): p. 48-54.

29. Samatı, Y., N. Yuksel, e N. Tarimcı, *Preparação e caraterização de poli (D, L-lactic-co-ácido glicólico) contendo flurbiprofeno sódico*. Drug delivery, 2006. **13**(2): p. 105111.

30. Wang, S., S. Guo e L. Cheng, *microesferas de poli (ε-caprolactona) carregadas com norcantharidato dissódico: I. Preparação e avaliação*. Revista internacional de produtos farmacêuticos, 2008. **350**(1): p. 130-137.

31. Ruan, G. e S.-S. Feng, *Preparation and characterization of poly (lactic acid)-poly (ethylene glycol)-poly (lactic acid)(PLA-PEG-PLA) microspheres for controlled release of paclitaxel*. Biomaterials, 2003. **24**(27): p. 5037-5044.

32. Abd El Gawad, N., *PREPARAÇÃO E CARACTERIZAÇÃO DE NANOPARTICULAS POLIMÉRICAS DE LACTIDE-CO-E-CAPROLACTONE CARREGADORAS DE BENZOFENONA-3 CARREGADAS COMO*

TRANSPORTADORES DE DROGAS. JOURNAL OF PHARMACEUTICAL RESEARCH & OPINION, 2014. **2**(2).

33. Baibhav, J., et al., *Development and characterization of clarithromycin emulgel for topical delivery.* Revista internacional de desenvolvimento e investigação de medicamentos, 2012.

34. Thakur, N.K., et al., *Formulação e caraterização de emulsões gelificadas de peróxido de benzoílo.* Scientia pharmaceutica, 2012. **80**(4): p. 1045-1060.

35. Varshosaz, J., N. Tavakoli, e S.A. Eram, *Use of natural gums and cellulose derivatives in production of sustained release metoprolol tablets.* Drug delivery, 2006. **13**(2): p. 113-119.

36. Badshah, A., et al., *Comprimido de matriz de libertação controlada de maleato de proclorperazina uma vez por dia: Influência de Ethocel® e/ou Methocel® na libertação in vitro do fármaco e na biodisponibilidade.* Desenvolvimento de medicamentos e farmácia industrial, 2012. **38**(2): p. 190-199.

37. Babar, A., R. Bhandari, and F. Plakogiannis, *In-vitro release studies op chlorpheniramine maleate from topical bases using cellulose membrane and hairless mouse skin.* Drug development and industrial pharmacy, 1991. **17**(8): p. 1027-1040.

38. Zhang, Y., et al., *DDSolver: an add-in program for modeling and comparison of drug dissolution profiles.* Revista da AAPS, 2010. **12**(3): p. 263-271.

39. Shah, S., et al., *Effect of permeation enhancers on the release behavior and permeation kinetics of novel tramadol lotions.* Tropical Journal of Pharmaceutical Research, 2013. **12**(1): p. 27-32.

40. Ayoub, R.K., et al., *Formulation and permeation kinetic studies of flurbiprofen gel.* Tropical Journal of Pharmaceutical Research, 2015. **14**(2): p. 195-203.

41. Akaike, H., *A new look at the statistical model identification.* IEEE transactions on automatic controlo, 1974. **19**(6): p. 716-723.

42. Obata, Y., et al., *A statistical approach to the development of a transdermal delivery system for ondansetron.* Revista internacional de produtos farmacêuticos, 2010. **399**(1): p. 87-93.

43. Shah, S.N.H., et al., *Formulation and evaluation of natural gum-based sustained release matrix tablets of flurbiprofen using response surface methodology.* Desenvolvimento de medicamentos e farmácia industrial, 2009. **35**(12): p. 1470-1478.

44. Narayana, R.C., et al., *Formulação e avaliação in vitro de géis in situ contendo secnidazol para vaginite.* Yakugaku zasshi, 2009. **129**(5): p. 569-574.

45. Shah, S.N.H., *Developing an efficacious diclofenac diethylamine transdermal formulation (Desenvolvimento de uma formulação transdérmica eficaz de diclofenac dietilamina).* Journal of Food and Drug Analysis, 2012. **20**(2).

46. El-Houssieny, B.M. e H.M. Hamouda, *Formulation and evaluation of clotrimazole from pluronic F 127 gels.* Drug discoveries & therapeutics, 2010. **4**(1).

47. Moran, D.T., et al., *The fine structure of the olfactory mucosa in man.* Journal of neurocytology, 1982. **11**(5): p. 721-746.

48. Pottorf, R.S., *Peptide-Based Drug Design: Controlling Transport and Metabolism Editores: Michael D. Taylor e Gordon L. Amidon. American Chemical Society, Washington, DC 1995. xviii+ 567 pp. 18,5× 26 cm. ISBN 0-8412-3058-7. $99.95.* 1996, ACS Publications.

49. Hadgraft, J. e M.E. Lane, *Advanced topical formulations (ATF).* Revista internacional de produtos farmacêuticos, 2016. **514**(1): p. 52-57.

50. Waheed, S., et al., *Comparative Efficiency of Propylene Glycol and Polyethylene Glycol in Enhancing Percutaneous Absorption and Release of a Drug Through Silicone Membrane and Rat Skin.* Jornal de Zoologia do Paquistão, 2014. **46**(1): p. 99-106.

51. Baroody, F.M. e R.M. Naclerio, *Nasal-ocular reflexes and their role in the management of allergic rhinoconjunctivitis with intranasal steroids.* Jornal da Organização Mundial de Alergia, 2011. **4**(1): p. S1.

52. Broide, D.H. *Allergic rhinitis: pathophysiology.* in *Allergy and asthma proceedings.* 2010. OceanSide

Publications, Inc.

53. Morrison, E.E. e R.M. Costanzo, *Morphology of the human olfactory epithelium.* Journal of

     Comparative Neurology, 1990. **297**(1): p. 1-13.

54. Baroody, F.M., *Nasal and paranasal sinus anatomy and physiology (Anatomia e fisiologia dos seios

     nasais e paranasais).* Clinical allergy and immunology, 2007. **19**: p. 1.

55. Mathison, S., R. Nagilla, e U.B. Kompella, *Nasal route for direct delivery of solutes to the central

     nervous system: fact or fiction?* Journal of drug targeting, 1998. **5**(6): p. 415-441.

56. Gartner, L.P. e J.L. Hiatt, *Color textbook of histology.* 2006: Elsevier Health Sciences.

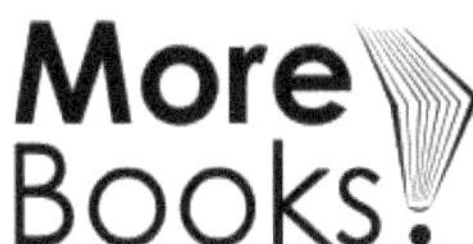

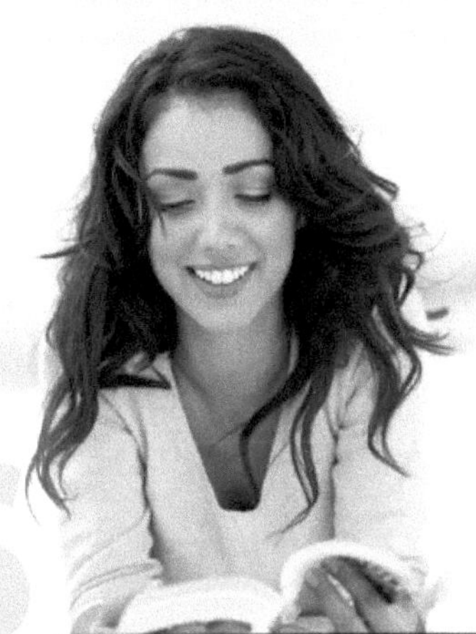

I want morebooks!

Buy your books fast and straightforward online - at one of world's fastest growing online book stores! Environmentally sound due to Print-on-Demand technologies.

Buy your books online at
www.morebooks.shop

Compre os seus livros mais rápido e diretamente na internet, em uma das livrarias on-line com o maior crescimento no mundo! Produção que protege o meio ambiente através das tecnologias de impressão sob demanda.

Compre os seus livros on-line em
www.morebooks.shop

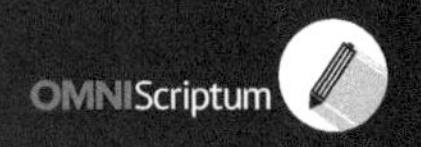

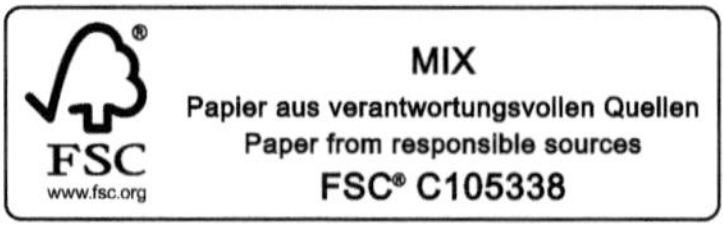

Printed by Books on Demand GmbH, Norderstedt / Germany